感染症は実在しない

岩田健太郎
Iwata Kentaro

インターナショナル新書　052

まえがき

本書の第一稿が書かれたのは2008年のことです。もう10年以上前のことで、本書執筆以降、いろいろなことがぼくの周りでは変わりました。例えば、当時は「漢方の専門家ではなかった」のですが、現在は漢方専門医資格をとって漢方外来もやっています。些細《ささい》なことかもしれませんが。

読み返してみて、そのような「些細な変化」を除けば、現在も概ね当時と考え方は変わっていません。え？　「感染症は実在しない？　お前は今、新型コロナウイルスと取っ組み合って、クルーズ船にまで乗り込んだじゃないか！　クルーズの感染防御が間違ってたとか言ってたろ？　あれはデタラメだったの？」そういうご意見もあるかもしれません。

いいえ、むしろ2020年のコロナウイルス問題にこそ、本書のような考え方が必要なのです。感染症は「実在」しない。あるのは微生物と我々の「みなし」だけです。だから、検査が必要な人と不要な人が出てきますし、その検査結果がしばしば間違ったりします。PCRをやっても不毛な事が多いのは、ウイルスがいても結果が陰性のことが多く、そこには「病気」がなかったりするためなのです。詳しくは本書をお読みいただければ、この複雑なからくりをご理解いただけることと思います。

個々の感染症や、感染症のアウトブレイクを理解するには、そのような「現象そのもの」のイメージが必要です。イメージ喚起力がないと、「感染がある」「ない」といった見解を（検査結果が「陽性」「陰性」といった間違った根拠で）デジタルに捉えてしまいます。デジタルに感染症と対峙すると、できていないゾーニングも「ちゃんとやっている」と錯覚します。ゾーンを作っても、そこに存在するウイルスがイメージできなければ予防はできないのです。これは、感染症の本質を知悉《ちしつ》していないとイメージできない。非専門家の方にどのように伝えたら、このゾーニングの失敗をイメージしてもらえるか。かつて、ぼくはあるインタビューで、「下水道と上水道が混じっていて、その水を人が美味しそうに飲んでいる感じ」と述べました。ゾーニングの失敗とはこのようなものですが、ウイルスは目に見えないし無臭なのでぼくが覚えた恐怖感が追体験されないのです。

本書は観念的な本ではなく、あくまでも感染対策の本質に迫る実践的な本だと考えています。お役に立つことを祈ってやみません。

岩田健太郎

２０２０年３月

目次

※本書は2009年『感染症は実在しない　構造構成的感染症学』（北大路書房）を底本にしました。

第1章　感染症は実在するか

彼はあなたに胃拡張を見出すでしょう。診察する必要なんかないのです、それははじめから彼の目のなかにあるのですから。あなただって、それは見えますよ、胃拡張は彼の鼻めがねに映っているのですよ。

マルセル・プルースト『失われた時を求めて』

病気の実在を疑う

みなさんは、病気が実在すると思いますか？　のっけから何をおかしなことを言っているのだろう、と怪訝に思われる方もいらっしゃるかもしれません。

本書では、池田清彦氏が提唱した構造主義生物学、そして西條剛央氏が提唱した構造構成主義を活用して病気について考えてみたいと思います。私の専門は感染症という病気の領域なので、特に感染症からまずはアプローチしてみようと思います。「構造構成的感染症学」なんて名前を付けてみました（編集部注：２００９年刊行時のサブタイトル）。

多くの人は感染症という病気が実在すると信じています。しかし、これから本書で説明するように、感染症という病気は実在しない、実在物ではないと考えたほうがよいと私は考えています。感染症は実在しない現象であり、構造構成主義的に認識される構造にすぎない……こんなふうに考えてみたのです。そして、この考え方は、実は感染症に限らず、すべての病気についても応用可能であると思います。例えば、がんとか生活習慣病とか、そういった病気も実在物ではなく、構造構成主義的に認識される現象なのだ、と。

読者のみなさんの中には、この時点で「バカバカしい」と感じた方もいらっしゃるでしょう。「そんなことがあるか」「病気はあるに決まっているじゃないか」とお叱りを受けるかもしれません。「実際、病気で入院したし……」と言う方もいらっしゃるでしょう。「あなたの病名は◯◯ですよ」とお医者さんに言われたばかりの方もいるかもしれません。あるいは、病名の付いた診断書をもらったばかりの人もいるかもしれません。「大体、病気が実在しなかったら医者も医療も必要なくなってしまうじゃないか。そんなバカな話があるわけがない」と。

私たちは、肺炎とか、エイズとか、大腸がんとか、こういった病気が「実在する」「ものの」と考えがちです。だから、世の中には病気というものを持っている人と、病気を持っていない人との2種類に分けられる、分けることができると考えます。もし、病気が実在する「もの」だとしたら、私は◯◯という病気を持っている人、私は病気ひとつ持っていない健康な人、こんなふうに二者を分別できるに違いないからです。

でも、私の考えでは、病気は実在する「もの」ではないのです。したがって、病気を持っている人と病気を持っていない人、というように2種類に分類することは不可能なのです。病気を持っている人（病人）と病気を持っていない人（健康な人、健常者と言うこともあります）を区分けする方法は原理的に存在しないのです。

「病気ひとつしたことがない」と言う人がいます。風邪すらひいたことがなく、健康が服を着て歩いているような、元気だけが（失礼）とりえのような人のことです。

しかし、よく考えてみれば、「病気ひとつしたことがない」と言うためには、その人にとって「病気とは何か」が明らかになっていなければなりません。だって「何が病気か」がわからなくて病気を「したことがない」とは断言できません。その人が「病気ひとつしたことがないと言えるのは、その人にとって病気が明確にイメージできる「もの」であり、それを「持っていない」という根拠を持って「したことがない」と言えるのでした。

しかしながら、私の考えでは病気は実在しない、「もの」ではないので、病気ひとつしたことが「ある」とか「ない」とか厳密には言うことができないのです。正確に言うと、「病気ひとつしたとは、私は思わない」と言うべきなのでしょう。

多くの人は病気は実在する「もの」だと思っているのに対して、私はそんなことはないと主張しています。では、どうして「病気は実在しない。ものではない」と言えるのでしょうか。そして、こちらのほうがより重要なのですが、病気が実在しないとわかると、何かよいこと、便利なことがあるのでしょうか。「ある」というのが私の見解です。

では、どうして病気が実在しないのか、ものではないのか、についてこれから説明していきます。そして、それがどうしてよいことなのか、また便利なことなのかも説明します。

まずは、私が専門とする感染症のうち、結核を例に挙げてみていきます。

私は実は病気だった?――症状が「ない」結核の話

私は2003年から2004年まで北京の国際診療所で働いていました。北京駐在の外国人を対象とした診療所で、日本人の患者さんであれば日本語で、それ以外の国の方にはおもに英語で診療します。

さて、ある日、西洋人の若い男性がやってきました。昔の話でうろ覚えですが、確か健康診断の結果が要再検査だったからとか、そういう理由で来院したのでした。でも、自覚症状は全くないとのことでした。自覚症状とはその名の通り病気の症状が自覚できていること、つまり、痛いとか、つらいとか、そういう感じです。そういう自覚症状はないまま、「自分は特に困っていない。けれども、検査が必要だからきました」と彼は言うのです。こういうことってよくあるのではないでしょうか。検査の必要性が受診の理由なのです。

そこで、いろいろ調べてみると、その男性には結核という「病気」があることがわかりました。症状が全くなくても「病気」になることがあるようなのです。胸のレントゲンではわずかに異常な影が映っており、喀痰《かくたん》検査からは結核菌が検出されました。

けれども、驚くことはさらにありました。その患者さんには結核治療薬を出したのですが、そうしたら、その男性は「とても元気になった」と言うのです。

私は驚いて聞きました。

「最初全然症状がないとおっしゃっていましたよね。それが、よくなったのですか？」

その「患者さん」は答えました。

「そうなんです。自分では全然病気ではないと思っていました。でも、結核の治療を始めてから、みるみる元気になっていく自分を感じて、どうも治療前はやっぱり調子が悪かったということがわかったのです。仕事やストレスで疲れが出たのかな、別に病気というほどでもないだろう、ぐらいに思っていたのです。でも、結核の治療薬を飲むと、あのころは実は体調が悪かったということがはっきりしてきたのです。食欲も増して体重も増えたし、とても元気です」

ふーん。確かに結核って症状が漠然としているので、あまり激烈に苦しんだりはしないものなのです。微熱、体重減少、何となくだるい、という漠然とした症状が数週間続くのが普通です。ですから、本人にも体調が悪い、病気だったと気づかないことってあるのでしょう。なんとなくだるい、くらいは本人にとって「病気とは認識されていない」のでした。治療して「より」元気になったので、初めてこの男性は自分が病気だったことを、はっきりと認識したのです。

さて、「生まれてこの方、病気ひとつしたことがない」と言う人がいる話をしました。しかし、その人は本当に病気をしていないかどうか、確かなことが言えるでしょうか。すでに北京で出会った結核患者さんの例でもわかるように、「自分が病気をしているという認識がない」ということは、「病気をしていない」という保証にはなりません。したがって、自らが自らを病人と、あるいは病人であったと認識するかどうかは、現実に病気であったかどうかとは無関係である、と言うことができます。

また、自覚症状はあくまで相対的なものです。例えば、「疲れている」という症状を病気の症状と自らが認識すれば、その人は「病気ひとつしたことがない」とは言わないでしょうが、仕事が忙しければ疲れるでしょう……という軽い認識であれば、たとえその人に臨床症状があったとしても（それを臨床症状と呼べば、の話ですが）、「病気ひとつしたことがない」人になってしまうのでしょう。でも、これを認識するのはその人の主観になってしまいます。もし病気が実在するものだとすれば、これはおかしな話になってしまわないでしょうか。

北京の患者さんも、私に「結核」という診断名を言われなければ自分を病人と規定しなかったでしょう。そして、彼はこう言っていたかもしれません。「俺は生まれてこの方、病気ひとつしたことがないんだよ。ああ、それにしても疲れたなぁ」なんてね。

したがって、ある人が「病気ひとつしたことがない」と言ってもそれを確かめる術は実はありません。正確に言うと、「病気ひとつ（自分に、あるいは他人に）認識されたことがない」「病気のネーミングが医者からなされていない」と言うべきなのでしょう。

結核は科学的に診断できるか

「でも、その北京にいた西洋人からは結核菌が見つかったんでしょ。菌が『実在』しているのなら、結核という病気も実在しているに決まっているじゃないですか。ちゃんと結核という病気として診断され、病気は実在することが『証明された』わけです。科学的に間違いのない事実です。だから、その人が『自覚しようがしまいが』病気は実在するのです。あなたの主張は単なる言葉遊びにすぎません」

こんな批判が聞こえてきそうです。

実は、これは医療者であっても陥りがちなピットフォール（罠）です。確かに「病原体」

たる結核菌は実在するかもしれません。まずはこの実在は無批判に信じてみることにしましょう（信じたからといってさしあたって困ることもなさそうです）。しかし、病原菌の実在＝病気の診断ではないのです。医者ですら、このような誤謬にしばしば陥るのです。この点についてもう少し説明しましょう。

結核菌が見つかったから結核という病気が実在する、と仮定してみましょう。病原菌の発見＝病気の診断と見なすわけです。しかし、結核菌は世界の人口の3分の1、何十億という人に感染しています。そうすると、世界の何十億という人が「病気」だということになります。もし、「病気」を正常状態からの逸脱と解釈すれば、こんなにたくさんの人々が「逸脱」しているのです。本当にそれで正しいと言えるのでしょうか。

あれ、またまた反論の声が聞こえてきました。

「ちょっとちょっと、私が勉強していないと思ってごまかそうとしていますね。結核菌に感染しているだけでは病気とは言わないんですよ。あれは『保菌者』です。菌を持っているだけで、病気をしていないのだから、『病人』ではありません」

なるほど、では菌を持っているだけでは病人とは呼ばないのですね。では、そのご意見を尊重するのであれば、やはり「病原菌の発見」がそのまま病気の診断ではないと言えるのではないでしょうか。

保菌者とは、病原菌を体にかこっていても、病気ではなく、したがってその人は病人ではないのです。同じようにHIV（ヒト免疫不全ウイルス）を体の中に持っていても、それそのものが病気なのではありません。こういう人をHIV感染者と呼びます。しかし、特有の、決められた症状が出て初めてその感染者は「エイズ（後天性免疫不全症候群）」という病名が告げられ、初めて病人と認定されます。まあ、少なくともそういう約束事になっています。

では、病原体を持っていて、なおかつ症状があれば「病気」ということで病気の実在を証明できるでしょうか。ここまでの手続きを踏めば、なんら文句はなさそうにも思えます。

実は違うのです。このような手続きでは、やはり病気の実在を証明することはできません。

私が北京で出会った結核患者さんを思い出してください。この患者さんは「自覚している」症状は全く持っていなかったのです。それが、喀痰検査をしたら結核菌が見つかりました。一般には、このように結核菌が体内のどこかから検出されたり、結核の病変が「目に見えている」場合は活動性結核といって「病気」と認識されます。

目的に合わせて判断する

さて、これから、ちゃぶ台をひっくり返していままでの議論をチャラにしてしまうような面倒なお話をします。頭がこんがらがっちゃうかもしれませんが、がまんしておつきあいください。

実は、全く症状がない、そして病原体を体に持っている人であっても「病人」として認定し、「病気を持っている」と認識しよう、という考え方も最近では出てきたのです。え？　いままでの議論はどこへ行っちゃったの？

こういう、前提を根底から覆すようなことを言い出すのは、大抵は実験精神に富んだアメリカ人たちです。今回も例外ではありませんでした。

彼らはこう言ったのです。菌を持っているだけの人は「保菌者」ではなく、「潜伏結核」という「病気」を持った人と呼ぶことにしましょう、と。なぜそういうことを言い出したのでしょう。

それは、それが彼らの目指す目的に合致した判断だからです。

結核対策に力を入れている国々、特にアメリカは国から結核を撲滅しようと意図しています。保菌者は抗結核薬を飲むことによって結核という病気にならないよう「予防」できます。しかし、アメリカの専門家は考えました。「もっと積極的な考えでいかなければダメだ。保菌者の予防ではなく、潜伏結核の『治療』と呼ぼう。それだともっともっと積極的に抗結核薬が使用されて、結核はもっと早く撲滅できるはずだ」と。

結核菌や保菌者そのものが変化したわけではありません。私たち医者の現象に対する捉え方が変わっただけなのです。恣意的に、「そういう状態は病気と呼ぼう。そして治療の対象にしよう。そうやって、ゆくゆくは結核という病気を撲滅しよう」という態度をあらわにしたのです。結核を本気で撲滅しようと考えているアメリカがこういう態度をとりだし、他の国の医者も同様の見解を持っています。というわけで、現在、結核という病気ひとつとってみても、世界人口の3分の1は潜伏結核患者、ということになります。世界は病人だらけなのです。そのように認識されれば。

このように、医療者の目的に照らし合わせて、ある現象が病気と認識されたり認識されなかったりするのです。病気の認識はきわめて恣意的で、目的に照らし合わせて意図的に、巧妙に行われます。さて、結核菌という菌は実在すると考えてもよいかもしれません。しかし、結核という病気は実在すると考えてよいのでしょうか。潜伏結核なんて病気、実在するかしないかは、医療者側の舌先三寸という気もしませんか？

ここで慌てて言い訳をしておくと、私は病気が恣意的に規定される現象であることがよろしくないとか、アメリカ人の戦略がけしからんとか思っているわけではありません。病気は現象にすぎず実在しない、「もの」ではない。これは目的に照らし合わせて医療者が恣意的に規定した「こと」にすぎないと、私は考えています。けれども、病気の実在を信じている（かもしれない）みなさんは別にがっかりする必要はありません。それはそれでよいのです。

ある現象を病気と呼ぶか呼ばないかは、目的に合致した恣意性が決めればよいのです。例えば、潜伏結核。これは、これまでは病気と認識されていなかったのですが、新たにアメリカ人が病気と定義した現象です。結核の撲滅という具体的な目的を掲げ、そのためにいままで病気でなかったものを病気と認識しましょうね、という戦略です。目的に照らし合わせて、これは理にかなった判断です。要は、自分たちの目指すものを明確にしてそれに合致した戦略としての病気のネーミング、病気の定義を行えばそれで大抵の人は納得・満足してくれるはずなのです。方便として、この戦略性はイケているのではないでしょうか。だから、潜伏結核という病気がたとえ「もの」として実在しないという事実を私たちが悟ったとしても、決してがっかりする必要はないと思います。いま自分が「病気を持っている」と考えていらっしゃる方も、別にその考えを私が否定しようとしているわけではないことを理解していただきたいと思います。たとえ「もの」として実在しないとしても、その現象、その「こと」は起きているのだから、その方が認識している「病気」を私が否定しているわけではないからです。

潜伏結核の例が示すように、ある現象を病気と呼ぶか、そうでない別の何かと呼ぶかは、しばしば、専門家である医療者の恣意性が規定しています。中には「そんな恣意性なんかで、俺を病人扱いしやがって、けしからん」とお考えになる方もいるかもしれません。「私は本当は病気なのに、医者の恣意性でその認識が妨げられている」とお考えの方もいるかもしれません。

まあ、もしかしたら（それで本人が困らないのであれば）、医療者がなんと言おうと、自分は病人ではない、病気になっていないと確信し続ける……こんな選択肢もあるかもしれません。何しろ、病気という現象が恣意的に規定されている以上、別の恣意がそれを頑なに拒む場合、その恣意、価値観、見解を原理的に否定することは不可能だからです。まあ、逆に「自分は病気に違いない」とまわりの反対を押し切って主張するのは、あまり本人にとってもよいことではないような気がしますし、あまり健全とは呼びにくい見解かなあ、とは思いますが。

さて、みなさんの中には、「私はこんなに苦しいのだから何かの病気に決まっている」とお考えになって病院を訪れた方もいるのではないでしょうか。そのとき、お医者さんに「何でもないよ」と言われるより、「あなたは○○病ですね」と言われたほうが、ある意味ほっとすることがあるのではないでしょうか。

病気の名前を付けてもらうと、ほっとする。なんとなく変な感じがしますが、実際に患者さんを診ていると、そのような反応をされる方は決して少なくはありません。

確かに、ある種の患者さんには病名を与えてあげるだけで気が楽になり、場合によってはもとの症状までよくなってしまう方すらいます。それは、目的に合致しているのだから、よいと思います。これは現象に名前を付けているだけなのであって、実在の有無とは無関係な問題ですから。そういえば、昔は医者のアセスメントを「見立て」なんて呼び方をしていました。ある病名を付けることも、その見立ての一種だと捉えれば、それでよいのではないでしょうか。そして、医者としては患者さんが楽になってくれればそれに越したことはないので、病名を付けるくらいで元気になってくれるのであればどんどん病名を付けてあげればよいと思います。それが患者さんを救うという目的に合致しているのであれば、です。

　まあ、そうは言ってもがんでもない患者さんに「あなたは、がんですよ」なんて言うことは職業倫理に反しているでしょう。医療保険詐欺で逮捕されるのも望むところではありません。でも、お腹が痛くて苦しんでいる患者さんに「検査で異常は出ませんでしたよ。気のせいでしょう」と言うくらいなら、「あなたは急性腹痛という病気ですね」なんて言ってあげたほうが、ある特定の患者さんにとっては救いとなるようです。現象にどのような名前を付けるか、見立てるか、というのはあくまで恣意性のなせる業なので、それがどれだけあるべき目的に合致しているかが重要でしょう。

　しょせん、病気は実在せず、すべては医療者の恣意的なネーミングにすぎないのですから、医療保険などのシステム面での約束事を大きく逸脱して社会に迷惑をかけるのでなければ、患者さんの幸福という目的に合致した形で柔軟に運用してあげればよいのでしょう。

潜伏結核と活動性結核に線引きはできるか

　潜伏結核という現象とそうでない現象（これを活動性結核と言います）の違いはどのように認識したらよいでしょう。潜伏結核とは、結核菌が体に入っているけれども結核菌が見つかっていない状態を言いました。活動性結核は、結核菌が実際に体から見つかるときに、そう呼ばれます。多くの場合は熱や咳などの症状を伴っています。これは、医学者たちの約束事、そうコンセンサスとして決められたことなので、特に活動性結核とか潜伏結核という病気が実在しているわけではありません。

結核菌が体に入っているだけ（潜伏結核）というのと結核という現象が顕在化している（活動性結核）という現象に厳密な線引きをすることは、とても困難です。

確かに、「喀痰検査で陽性になれば（ばい菌を見つけることができれば）」「胸部レントゲン写真で影が見つかれば」活動性結核という判断が成り立ちます。そして、このような検査で病気の証拠が見つからなければ潜伏結核である、と。

けれども、この考え方にはいくつか問題があるように思います。

そもそも活動性結核という病気を見つけるために必要な検査を行うかどうかは、人間側の都合に依存しているのです。それは、医者の直感だったり（レントゲン検査でもしてみようかな）、国の健康診断検査の仕組みだったり、あるいは患者さんの希望だったりするのです。要するに、喀痰検査をするか、レントゲン写真を撮るかどうかは、人間の「恣意」に依存しているのです。多くの場合は医療者の恣意です。医療者が恣意的に「病気を見つけてやろう」と思うから初めて病気という存在が顕在化するのです。そのとき、初めて病気は病気として認識されるのです。

やらない検査は陽性にはならないのです（陰性にもなりませんが）。喀痰検査は行わなければ絶対に陽性になりません。検査陽性の前提には、検査を行う、というワンアクションが必要になります。しかし、結核という「病気」を持つ方の多くは、症状がないか、漠然としていて医療機関を受診しません。受診しない限りは結核という病名を付けることは永遠に不可能です。

また、日本では医者に対する感染症診断や治療の教育が遅れています。したがって、結核という病気、感染症の知識を十分に持っていない医者も多いのです。そういう医者は、せっかく患者さんが病院を訪れたとしても、結核という病気を想定して、その検査をしてくれないかもしれません。受診しても、結核と認識してくれないかもしれません。だから、軽い症状の結核は「疲れでしょう」とか「風邪ですね」と誤認されて結核の検査がなされないこともしばしばなのです。結核は検査されない限りは、診断されません。そして、診断されない限りは病気とは認識されないのです。このような場合、結核は「存在しない」と認識されているのです。

喀痰検査だけでなく、レントゲンについても同様です。結核診断には、しばしば胸のレントゲン写真を撮ります。典型的には、肺に空洞ができていて、これが写真に見える、それで結核と診断できる、というわけです。

ところが、これまたあたりまえのことですが、レントゲン検査を行わなければレントゲンの異常は指摘できません。レントゲン検査をしなければ結核という認識はなされないのです。レントゲン検査をするかしないかは、基本的には医療者の恣意性にかかっています。ときには患者さんのほうから「レントゲン検査をやってくれませんか」と要求することもありますが、いずれにしても検査するかどうかは人の恣意性に依存しているという構造そのものには何の変わりもありません。

それに、たとえレントゲンが正常であっても、それは結核の病変がないことを保証するわけではありません。なぜなら、レントゲン写真に映らないような小さな結核の病変があるかもしれないからです。だから、レントゲンに映っていないからといって、結核という病気を否定するのは不可能なのです。

そういう病変はCTと呼ばれる、より精度の高い写真を撮らなければ見つからないのです。CTもレントゲン検査の一種ですが、平たい板を使って写真を撮るのではなく、ドーナツのような輪っかの中に寝転がって、短時間でたくさんのレントゲン写真を撮り、これをコンピュータで再構築して「人間の輪切り写真」を作るものです。要するに、古典的なレントゲン写真よりもずっと精密に肺の病変を見つけることができるのです。

「なんだ、じゃあCTを撮ればいいんでしょ」という声が聞こえてきそうです。いえいえ、そういうわけでもないのです。そう簡単にはいかない理由が2つあります。

その理由の1つは、結核は比較的貧しい国に多いのでCT撮影そのものが不可能なことが多いこと。2つ目の理由は、理論的にはCTでも見つけることのできないごくごく微小な結核病変だってあるはずだからで、これはCTを撮ったからといって見つけることはできないのです。そういう場合、その方は病気を持っていないか、せいぜい結核菌の保菌者というレッテルを貼られてしまうのです。「感度100%の検査は存在しない」という格言が医学の世界にはあります。感度とは病気を見つける鋭敏度のことです。どんなに検査の技術が進んでも、100%、完璧に病気を見つけることはできはしない、必ず見逃しがある、という意味です。CTという検査は医学の、そして医療の世界に革命的な進歩をもたらしましたが、かといってCTがすべての病気を見つけることができるという意味ではないのです。CTでも見つけることのできないくらい、小さな病気だって（たぶん）あるのです。

しばしば、現代医学の検査は完璧だ、と信じられがちですが、実は病気を病気と認識できないことも多いのです。逆に、病気がないのに病気と誤認すること（アーチファクトと呼ばれる現象がこのような間違いを引き起こします）もあります。この場合、病気でもないのに間違って機械や医者が「これ、病気じゃないの？」と画像を「読みすぎて」しまい、健康な人を病人扱いしてしまうのです。だから、なんでもかんでもCTを撮れば問題が解決するわけではありません。

検査そのものがもたらす「副作用」の問題もあります。CT検査そのものはレントゲン検査の一種ですから、CTそのものにまつわる放射線曝露があるのです。必要なCT検査は積極的に行うべきでしょうが、あまり根拠の乏しい状況で無差別にCT検査をし続けていると、その検査が原因で患者さんが新たにがんになってしまう可能性だってあるのです。これでは本末転倒ですね。事実、世界で一番CTマシーンを所有しており、CT検査を行っているのは日本ですが、そのせいで日本人は、そう、検査のゆえに新たながん患者を作っているのではないかとも言われているのです。

このように、検査のありようはとても複雑です。病気があるのに検査で見逃したり、病気がないのに病気があると検査で勘違いをしたりすることがあります。検査そのものが、患者さんに害をもたらすこともあります。だから、少なくとも、「とりあえず検査」と考えなしに検査をしまくるのは得策とは言えないようです。「とりあえず結核を見つけたり、否定したりするためにみんなCTを撮ればいいんだ」という簡単なものではないのです。どうも、日本では医療者も患者さんも「とりあえず検査」と検査を軽く見る風潮があるようです。このような態度には要注意です。

というわけで、ある人が結核という病気（活動性結核）を持っている方なのか、そうではなくて結核菌の保菌者（潜伏結核）なのか（これもまた病気と呼ぶかどうかは、人の恣意性に依存しています）は、医者が、あるいは医者がオーダーする検査が結核菌を見つけることができるかどうかという一点にかかっているのです。医者が結核菌を見つけることができるかどうかは、お金、医者の能力や意欲、その病院でできる検査の数やその検査が病気を見つける能力など、様々な「その周辺にあるもの」によっても規定されます。

が、いずれにしても、厳密に言うと潜伏結核と活動性結核の厳密な線引きは理論的に困難で、おそらくは不可能なのだと思います。私たち医者は、おそらくは不可能な両者の区別をきちんとできる、という幻想を信じることにして、そうして毎日をなんとかやりくりしているわけです。ここでもある固有の病気が恣意的に線引きされ、規定されている事実が浮かび上がってきます。決して病気とは実在するものではなく、ある現象を規定し、ネーミングしたものにすぎないのです。

ものが実在するとはどういうことか

それでも結核という病気は実在する、という強固な意見もあるかもしれません。ものの実在は医者（や他の人間）が見つけることができるかどうかとは関係ない。あるものはあり、ないものはない。ただそれだけである、と。病気の実在と、その認識は別の問題である、という意見です。

このような「ものの実在」があるかどうか、という議論は哲学者の間で長い間行われてきたようです。例えば、机の上にリンゴがある。でもそのリンゴは実在（あるいは存在）するのだろうか、というように。あるいはその下にある机は実在するのだろうか、というように。

いきなり話の流れが変わってしまいました。なんだか面倒くさい議論に聞こえます。でも、ここは病気の実在の有無を吟味する上で大事な部分ですので、もう少しがまんしておつきあいください。

私たちのような普通の人間は、リンゴが実在するかどうかなんてあまり深刻な問題とは捉えません。目の前にあるから、あるじゃないか。バカバカしい話にはつきあってられないよ……これでおしまいでしょう。

しかし、多くの哲学者たちはそうは考えませんでした。彼らは根源的に物事を考えるので、リンゴのような、その存在・実在が自明に感じられるものの存在すら疑います。例えば、実はそのリンゴはリンゴの形をした蠟細工かもしれない、というように。あるいはリンゴのような味がするけれども化学物質で加工した偽物、つまりカニならぬカニカマボコのようなものかもしれない、と（カニカマボコが好きな方や製造業者の方にとっては、「それ」を偽物と呼ぶことには抵抗を感じるかもしれませんが、わかりやすくするための他のたとえを思いつかなかったので、さしあたってのたとえ話ということでご勘弁ください）。あるいは、実はリンゴを見ているというその映像は私が夢・幻を見ているだけなのかもしれない。あまりにリアルな夢なので、本物のリンゴを見ているような気がしているだけなのかもしれない。そうでないと、誰が証明できるでしょう。

こうやって突き詰めていくと、こうして考えている私の存在だけが全く確かで疑いようもない存在なのだ、「我思う、ゆえに我あり」と、デカルトという昔の偉大な哲学者は考えたのでした。

確かに、深刻に考えるとどうもデカルトさんと同じ結果になってしまうようです。突き詰めて考えてみると、そうでない、「確かにリンゴは実在する」という保証はどこにもないのです。哲学の世界では、このような、突き詰めた議論が行われてきたのです。そして、どうも根源的には目の前のリンゴの実在を証明することはできないのかもしれません。

関心が思考の態度を決定する

「でもなあ、なんだかへりくつを言ってるなあ」と思われる方もいるのではないでしょうか。まあ、普通にちょっと考えてみると、このような考え方はへりくつっぽく感じてしまいます。私たち普通の人間にはそんなことは「どうでもいい」議論にしか思えませんよね。

そのリンゴだって夢かもしれない、というデカルト的な疑問は、哲学者にとっては普通でも、私のような市井の人間にはへりくつのように聞こえます。それに、そんな議論をふっかけてくるへりくつ屋さんには、「そんなに疑わしいなら、食べるのをやめたら？」と言ってしまえば、この議論は終結するのかもしれません。

もちろん、これは私たちと多くの哲学者の関心事が異なるからそう見えるだけであって、哲学者がそう考えるのは悪いと非難したり、揶揄したりしているわけでは決してありません。ものが実在・存在するかどうかを根源的に問い直すことは、多くの哲学者にとっては重大な関心事でした。長い間突き詰めて考え抜いて、リンゴの実在を疑わないことは不可能である、と考えたようです（私にはそのような追体験がないので、あくまでも本で読んだ知識からの想像にすぎませんが）。

けれども、私たちは普段あれやこれやの些事に心をとらわれていますから、哲学者たちのように根源的に物事を考える余裕がありません。その辺は深く考えずに「ある」ということに、括弧付けで決めつけてしまっています。さしたる検証もないままではありますが、なにしろそれで困ったりもしませんしね。

そうすると、哲学者と私の違いは、テーマに対する関心の違いにあると思います。関心こそがすべてなのでしょう。哲学者はものの実在を疑い、これを深刻なテーマにします。私には（さしあたって）、そのような関心がない。私個人にとっては、「物質の実在性」のような議論は哲学の本を読むときに娯楽として興味本位に扱うことは可能ですが、心の底では「本当にリンゴは実在するか」などという疑問を本気で抱いているわけではありません。それは私にとって自明であり、疑いようのない事実としか思えないからです。あるいは、疑いようのない事実かどうかは、深刻に考えてみると実は確信できないことなのかもしれませんが、他の些事に忙しくて、深刻に考えてみる余裕がないのかもしれません。

いずれにしても、リンゴの実在の有無は私にとってさしたる関心事ではありません。そういえば、白状すると、私は酸っぱいものが苦手なので、普段リンゴを食べないのです（リンゴの好きな方には、これも申し訳ありませんが……）。

私はこう思います。「私」が深刻な問題意識を感じていない一般的な物質の存在を私が哲学者と同レベルで深刻に子細に考えなくたって、それはそれでかまわないのである、と。私の生きるありよう、目的・関心はそこには存在しないからです。両者は目指しているものが違うから異なる態度や判断が生じるのであって、それは別にどちらが正しくてどちらが間違っているというものでもなく、お互いが各々の関心と目的に照らし合わせて事物を捉えている限り、そこには何の問題もないのだと思います。このことを、哲学者の西條剛央氏は「関心相関的」という上手な言葉を用いて表現し、「構造構成主義」という概念を提唱しました。

むしろ、もし私が「リンゴは実は存在しているという確信を持つことなんてできないんだ」なんて口にすれば、それはもしかしたら、たぶん、私が自分を偉そうに見せたいという虚栄心からきているからに違いありません。関心のない命題を偉そうにしたり顔で解説するのがペダンティズムです。ものを考えるとき、とても恥ずべき態度で、若いときは誰でも一度は陥る甘美な罠です。私自身もペダンティックな態度を取って、いまから考えるとずいぶん赤面ものの間違いをやらかしてきたのでした。

このような衒学的・ペダンティックな態度を取っても私にとって得することは何ひとつないように思います。

私たちは自分たちの関心に導かれてものを考えます。異なる関心を持っている人たちにとって、事物は異なって扱われるのが自然だということです。私にとってリンゴのような事物の実在は深刻になって考えるような関心の対象ではありませんから、その議論は知識のひけらかし、衒学的なレベルを超えることはないのです。

というわけで、私は哲学の本をよく読みますが、自分の関心の範囲外については、例えば「時間とは何か」のような、目下のところ自分にとって関心の小さい命題については、ほとんどすっ飛ばして読んでしまうのです。そこを「わかったふりをしない」のは大切なことです。私は、日々の診療や教育やその他の雑務で忙しいので、自分に関心のない領域に無理矢理足をつっこむのは現実的に無理だし、意味もないという泥臭い事情もあります。でも、このような「現実的な制約」は実際問題として重要な問題であり、無視することのできないものです。昔のギリシャの哲学者や、パトロンが庇護してくれた中世以降の学者みたいに、私たちの多くは考えることだけに時間を費やすわけにはいかないのです。少なくとも、医者である私は、自分の思考に夢中になって患者さんを診ることを忘れたり無視したりするといった本末転倒が許されるわけがありません。

さあ、というわけで、リンゴや時間の議論については、これで私にとってはＯＫでしょう。時間もないことですし、ここで打ち切りです。

しかし、病気については、そうはいきません。病気に対する私の関心や態度は大きく異なるのです。私のような医者にとって、病気が実在するのかどうかは大変重要な問題です。私はなにしろ、病気について考えたことのない日はほぼ一日としてありません。それは私という医者にとっては深刻な関心事です。このことは、私は根源的に考えてみる必要を感じているのです。関心相関的に考えれば、これは自明なことです。

そのときこそ、哲学者がリンゴの存在について深刻に考え詰めたようなやり方が、私のような医者が「病気」という構造を理解するのにとても重要なのです。私という医療者にとっては、リンゴの実在についてては「どうでもいいじゃん、そんなこと」という思いは抜けきれません。が、私の生き方の根幹をなす「病気というのは本当に実在するのか」という命題は、私の生き方そのものに関わる、そして私の患者さんに対する態度にも関わるかなり深刻で切実な問題なのです。「私」にとっては、リンゴの実在の有無は深刻な問題ではありません。机であってもチョウであっても、同じことです。しかし、病気は私にとってはきわめて関心の高い対象で、何年も深刻に考えてきたターゲットです。私としては病気とは、リンゴのようにいい加減には扱えない重要事項なのです。そして、すべての医療者にとって、また病気について一所懸命に考える時間の多いであろう「病人」「患者」にとっても、病気が実在するかどうかは、重要な命題だと思います。ですから、この問題をみなさんに開陳して、共有する価値はあるだろうと私は思います。

この本は病気について考えている本です。物事を突き詰めて考えるのは、その考える対象に対する関心が決定します。ですから、この後の議論も、病気に関心のない人にとってはたちの悪い禅問答にしか聞こえないに違いありません。もし「病気に全然関心なんてないぜ」という方が本書を手にとっていらっしゃるなら、そろそろやめておいたほうが時間の節約になるかもしれません。

これからさらに病気について、病気が実在するかどうかについて、真剣に考え続けてみようと思います。そして、突き詰めてみると、病気は「実在しない」という結論がやってくるのです。

病気とリンゴはどう違うのか

病気は恣意的に人間によって認識された現象です。もちろん、リンゴも人間に認識されて初めて「リンゴ」になったのですが、リンゴは容易にほとんどすべての人間からバナナやミカン、あるいはカレーライスや人形から区別されます。リンゴの実在は、通常の人にとって疑いようのないもので、「リンゴのような形をした蠟細工」みたいな、割と無理なたとえ話を出さなければ、その存在に疑いの光を当てることはできません。

ところが、「病気」の場合、ここまで疑えば疑いが晴れる、ということはまずありません。

例えば、肺がん検診のCTが正常でも、がん細胞は肺の中にいるかもしれません。がん細胞が小さすぎて、CTでは認識されない可能性があるからです。心電図が正常でもやっぱり心臓の血管は詰まっている（心筋梗塞）かもしれません。心臓で起きている電気的現象を心電図で捉えることができないことがあるからです。事実、心電図で異常の出ない心筋梗塞は、しょっちゅう起きています。これでうっかり医者が心筋梗塞を見逃してしまうことすら、あるのです。検査で見つからないことが病気の非存在を証明するわけではないのです。UFOを見たことがないからといって、UFOの存在が否定しづらいのと同様、物事の「非存在」証明は難しいのです。

医者が病気を病気と認識するのは、したがってそこに病気が実在しているのを見いだすかどうか、とは関係ありません。というよりも、「私」が目の前の「現象」を「病気」と認識するかどうかにかかっています。そう認識しない限りは、たとえがん細胞があっても壊死した心筋細胞があってもそれは病気ではありません。病気は実在せず、ただただ現象として立ち現れるのです。

本当のことを言うと、私はまだ「リンゴの実在」と「病気の実在」を明快に区別できているわけではありません。もしかしたら両者は同じ構造で、その実在を疑うことができるのかもしれません。リンゴと病気の違いが本質的なものなのか、それとも連続性がある2つのエクストリーム（極端）にすぎないのかはよくわかりません。ただ、リンゴと病気では、私たちの認識の仕方のリアリティが異なっているように、私には感じられるのです。リンゴが実在するかどうか私にはよくわからない、けれどもリンゴの実在はそれを信じるに足る十分な実感があり、またそのことが何かの困難や困惑を生み出すこともない。たぶん、リンゴの実在の有無に関する議論は、病気の実在の有無を議論するのとは次元の異なる問題ではないだろうか。そのように私は考えています。

では、病気の実在を信じることは何かの困難や困惑の原因になるのでしょうか。おそらく、答えはイエスでしょう。その理由も、これから説明していこうと思います。

結核という病気はやはり実在するのか

結核の話に戻りましょう。一所懸命考えてみると、結核という病気は「実在しない」と結論づけるより他ありません。

たとえ結核菌というばい菌が体の中にくっついていても、それが結核という病気と認識されるとは限りません。「保菌者」と認識すれば、それは病気ではないからです。アメリカの医者は、それを「症状のない結核という病気＝潜伏結核」と認識し直そうと提唱しました。そうみんなが考えれば、この現象は病気に転じます。

以前の考え方だと、「潜伏結核＝結核菌が体に入っているけど『病気』を起こしていない状態」とは、専門家が「病気ではない」と決めつけた恣意的な存在でした。そして逆に、

「結核菌が体にあれば、それを病気と呼ぼうじゃないか」というアメリカ人の態度も別の専門家の恣意にすぎません。結核という病気は実在せず、病気は現象として、ただ恣意的に認識されるだけなのです。

潜伏結核のカウンターパートとしての活動性結核。これは、結核菌が人間の体内に入り、なおかつ結核菌がその体内から見つかっている、あるいは結核菌が症状を起こしている、という意味ですが、これも専門家たちが決めつけた恣意的な存在です。

活動性結核といえども、認識される現象にすぎず、実在するものではありません。なぜなら、潜伏結核が「結核菌を持っているけれども結核菌が検出されていない状態」を意味する以上、潜伏結核と活動性結核が併存することは論理的にあり得ません。両者は二律背反的な存在なのです。結核菌を有している人は、専門家の定義によって潜伏結核か活動性結核かのどちらかに分類されるのであり、どちらも併存することはあり得ないのです。

ところが、その潜伏結核が潜伏結核である、あるいは、活動性結核が活動性結核である、と確実に断言する方法が存在しません。レントゲンにつかまっていない、CTで見つからない、そういった小さな結核病変があるかもしれないからです。病変があるかどうかを医者が認識すれば活動性結核という病気ですが、そうでなければ活動性結核ではないのです。

それは、潜伏結核になってしまうのです。これは原理的にそうなのです。

将来、どんなにテクノロジーが進歩してもこの構造そのものが変化することはないでしょう。例えば、CTを凌駕するXという検査が発明されても、Xで見つからない結核の病変では活動性結核という病気と認識されず、潜伏結核と認識されるのです。さらに悪いことに、活動性結核の治療は複数の抗結核薬を使用して6か月間の治療と決められているのですが、潜伏結核の場合、イソニアチドという薬1つで9か月間の治療なのです。判断、認識の違いが治療のあり方も変えてしまうのです。こんなへんてこなことが許容されるのは、結核という病気があくまで認識のされ方によって姿を変える「現象」であり、実在しないものだからに相違ありません。

私たち医者は、なんと頼りない根拠をより所にして「診断」そして「治療」という行為を行ってきたのでしょうか。潜伏結核と活動性結核を厳密に峻別する方法を私たちは知りません。そして、今後も知ることはないでしょう。これは悲劇でしょうか。こっけいな喜劇でしょうか。あいまいで恣意的で根拠薄弱であるはずの病気の診断を強固で客観的で論理的なものであると思い込んでしまっていることがもたらす悲喜劇でしょうか。

第2章　病院の検査は完璧か

第一の準則は、どんなことでも、ほんものだとはっきり認識しないうちは、決してほんものとして受け取らないことでした。それはつまり〈速断〉と〈先入観〉とを念には念を入れて避けること、そして私の判断に取り込むのは、ただ、明らかに、紛れもなく私の精神に立ち現れて、疑いをかけるきっかけを一つもつかめないようなものだけにして、それ以上は含めないということです。

ルネ・デカルト『方法叙説』

完璧な検査は存在しない

一般の方々は、病院のハイテク検査は完璧に病気とそうでないものを峻別できるというイメージをお持ちかもしれません。現代医学における検査は強固な根拠を持ち、客観的で論理的である、と。だから、「心配だから、いちおう検査してください」という患者さんが私の外来にもよくやってくるのです。しかし、完全に病気とそれ以外を峻別しきることのできる検査は、この世の中にひとつも存在しません。おそらく今後も出現することはないと思います。検査とは、みなさんが信じているほどリジッドに強固に確実な存在ではないのです。

どうして、検査はそんなに確実ではないのでしょうか。

それは、どんなに優秀な、現代医学の粋を集めた検査でも、完全ではないからです。つまり、どんなに優れた検査でも病気を見逃すリスクをゼロにはできませんし、病気でない人を間違って病気と判断してしまう、言ってみればえん罪みたいな誤謬も起きるからです。検査は二重に間違えます。病気でない人を病気とレッテル付けし、病気の人を見逃して健康な人と認識します。この間違いを完全に回避することは不可能なのです。

長崎大学の池田正行氏は、誤謬やリスクがゼロであるはずだ、そうであるに違いない、という確信がもたらす弊害を「ゼロリスク症候群」と名づけて警鐘を鳴らしました。残念ながら、リスクのない事物はこの世に存在しません。どんなに優れたドライバーでも交通事故のリスクをゼロにすることはできません。だから、交通事故が起きるリスクを想定してシートベルトやエアバッグが装着されているのです。同じように、副作用が皆無の薬や予防接種も存在しませんし、確実に100％成功する手術も存在しません。あり得ないもの、ゼロリスクを希求しても、そこにあるのは虚しい絶望・虚無感だけです。リスクはあるもの、避けられないものと腹をくくったほうが、より健全に生きていけるように思います。

検査についても同様で、絶対に間違いを犯さない検査はゼロです。見逃しをゼロにしたり、病人という間違ったレッテルを貼ったりするリスクは、どんなにがんばっても存在するのです。腹をくくって、病院の検査はそういうものだ、と理解するよりほかはないのです。

病気を見逃さない能力を専門用語で感度と言います。えん罪を少なくする能力を専門用語で特異度と言います。感度100％、特異度100％の検査こそが完璧に病気を病気と認識できる理想的な検査なのですが、残念ながらそのような検査は存在しません。

ところで、ある検査の感度を高めようと思えば、その検査の閾値、つまり、検査を異常とする基準値を下げていけばいいのです。ちょうど試験の合格者を増やすには合格点を下げていけばいいのと同様です。しかし、感度を上げて（検査の基準値を引き下げて）やると、その分、特異度は悪くなっていきます。ちょうど、優秀な人間を逃すまいと合格点を下げていったら、とんでもないあんぽんたんが合格者になってしまうのと同じです。ある検査で、感度と特異度を同時に上げるのは不可能で、どちらかを上げるとどちらかが犠牲になるのです。完璧な検査というのがいかに存在しがたいか、という理由の1つは、感度と特異度はトレードオフの関係にある、という事実にあります。あちらを立てればこちらが立たないのです。

みなさんの中にも、「いちおう心配だから検査してください」と言って病院にいらっしゃる方がいるかもしれません。なんだかよくわからないけれど、病気があるかどうか、心配。検査をすれば、この悩みが解消するのではないか、と。でも、このやり方は必ずしも安心をもたらさないのです。

どうしてかというと、たとえ検査が正常でも、それは病気がない保証にはならないからです。そして逆に、病気がないのに検査をしすぎて、間違ってえん罪、病気のレッテルを貼られてしまうこともあるのです。病気のレッテルを貼られてしまうと、本来はいらない薬や手術を受けなくてはならなくなるかもしれません。薬も手術もリスクゼロの、無害な存在ではありません。場合によっては患者さんにとって有害になることすらあります。副作用、合併症が起きるかもしれないのです。

副作用、合併症のリスクを飲み込んでも私たちが薬を飲んだり、手術を受けたりするのは、つまりそのようなリスクをあえて冒すのは、患者さんに病気があるという一事にかかっています。病気があり、それを克服しなければならないからこそ、患者さんは副作用のリスクを飲み込んで薬を服用し、合併症のリスクも飲み込んで手術を受けるのです。もし、その患者さんが病気を持っていなければ、ただその人は、無意味にリスクにさらされてしまうだけなのです。検査を受けたのがかえって徒になり、その患者さんは損をしてしまうのです（病気を持っていない人だから、患者と呼んではダメか）。

医療の世界はなんと難しいのでしょう。

病気と病気でない人の間

さて、感度・特異度というのはどうやって計算するかという話をしましょう。いいえ、大丈夫。計算式とかは一切出てきませんから。

感度・特異度は「本当に病気の人」と「病気でない人」の両群と、検査の値の陽性、陰性を照らし合わせ、その一致率を見て計算します。要するに、本当に病気の人と、そうでない人を比較して、検査の結果の違いを比べてみるわけです。本当に病気のある人のうち、検査が陽性になる割合を感度と言い、病気のない人で検査が陰性の割合を特異度と言います。まあ、この定義を一度聞いて、なんのためらいもなく納得してくださる人はそんなにたくさんはいないので、この定義でピンとこなくても心配しなくてよいです。医学生さんに講義をしても、感度・特異度が腑に落ちてくれるまでには、繰り返し模擬演習を行う必要があります。そして、感度・特異度がわかれば、その検査のある重要な価値、「検査が病気を見つけ出す力」がわかるのです。

でも、よく考えてみると、そもそも誰が「本当に病気の人」であるとか、誰が「本当に病気でない人」と、どうやって判定すればいいのでしょうか。感度・特異度の計算をするためにはこれらを前提としてあらかじめ知っておく必要があるのです。

あれれ、でも、そもそもそんな完全な判定方法があれば、それこそそれは感度100%、特異度100%の検査ということになります。そんな判定方法が存在すれば、それで検査すればよいではないですか。誰が本当に病気なのかそうでないのか、わからないからこそ検査をするのではないでしょうか。なんか堂々巡りになってきました。

では、感度とか特異度を実際にはどのように測定しているかというと、「他の検査で病気と認識された人」と「他の検査で病気と認識されなかった人」と目の前の「問題にしている」検査の一致率を見ているだけなのです。病気の実態を見ているわけではなく、病気の映し出している影と、別の影との比較とでも表現しましょうか。「本当に病気の人との比較」は誰にもできないのです。なぜならば、私たちは原理的に病人とそうでない人を確実に区別する方法を知らないからです。感度・特異度とは医者がよく使う数字ですが、感度・特異度を確実に計算する方法は原理的に存在しません。感度・特異度の議論は、このような本質的な弱点を備えています。

典型的な例を挙げましょう。結核菌を体に持っているのにその菌がどこにも見つからないことを、潜伏結核と私たちは呼んでいます。では、結核菌が見つかっていないのに、それが体の中に潜んでいることを、私たちはどうやって知っているのでしょうか。

これを知る（認識する）ために、現在、私たちは人間の免疫反応を測定して調べます。人間が持っている結核菌に対する免疫記憶を引き出して、それをもって「結核菌の記憶を持っているのだから、かつて結核菌が体内に入ったに違いない。そしてその結核菌はいまも（たぶん）体の中にいるだろう。よし、この人は潜伏結核を持っていることに決めた！」と断定するのです。

え？　うさんくさいって？　その通り、とてもうさんくさい方法なのです。結核菌の存在を直接吟味しているわけではなく、あくまでも人間様の結核菌に対する対応、免疫対応を間接的に観察しているにすぎないのですから。結核菌そのものをもってリアリスティックにつかみ取るのではなく、その影を見ているのにすぎないのですから。

でも、他に方法がないものですから、私たちは仕方なくそのような手探りな、間接的な方法を採用しているのです。結核の感染を確認したいのなら、体内から結核菌そのものを見つけるのが王道だと思いますが、それをやってしまうと、潜伏結核ではなく活動性結核という別の病気になってしまいます。体から結核菌が検出される結核を活動性結核と呼ぶのであって、そうでないものを潜伏結核と呼ぶ……このように専門家の間で約束したのですから。両者は二律背反的で併存しようがないのです。

そんなわけで、直接結核菌を見つけ出すことで潜伏結核を診断することは原理的にあり得ない、不可能ということになります。

私たちは、隔靴掻痒に感じられる間接的な人間の免疫記憶を頼りに、「たぶん、潜伏結核」という回りくどいやり方で結核菌が体内にいるであろうことを推測しているわけです。これは、結核菌が体内にいることの証明からはほど遠く、あくまでも推測にすぎません。

推測がダメだと言っているのではありません。ベストの方法論が適用できないとき、私たち現場の医療者は次によい（second best）方法を選択します。最良の手段がとれなくても、多少の瑕疵は許容しても、何もやらないよりはまし、ということが医療現場にはたくさんあるからです（いや、医療現場のほとんどすべてはそのような second best や third best の集合体と言えるかもしれません）。最善の策がとれないとき、次に選択するプランをコンティンジェンシー・プランと呼びます。良い医療者の条件の1つは、最良の策がとれないときに、上手なコンティンジェンシー・プランを見つけることができること、と私は思っています。ベストなプランは大抵の教科書に書いてあり、学生や研修医にだって見つけることができます。ベストなプランをとることができないとき、そのときこそプロとしての医療者の力量が問われるのです。

人間の結核菌に対する免疫記憶を測定するには一般に2つの方法があります。1つはツベルクリン反応という皮膚の検査、そしてもう1つはクオンティフェロン（QFTとも言います）という血液の検査です。

ツベルクリン検査は昔からある検査ですから、みなさんも受けたことがあるかもしれません。皮膚の中に結核菌の持っている成分を注射し、人間の免疫細胞が結核菌の記憶を持っていると反応して炎症を起こす、赤くなって腫れ上がる、という反応です。

クオンティフェロンも原理的には同じことを検査しているのですが、こちらは血液細胞から出ている化学物質（インターフェロンγ）を見つけているため、よりハイテクな検査です。けれども、ツベルクリン反応にしても、クオンティフェロンにしても人間の免疫記憶を頼りに潜伏結核を認識するわけですから、表現型こそ異なれ、基本的には全く同じタイプの検査と考えてよいでしょう。クオンティフェロンのほうがより感度・特異度が高いと信じられていますが、両者の違いは程度問題なのだと私は思います。したがって、この2つの検査は共通する弱点を持っているのです。

人間の記憶が当てにはならないように、人間の免疫細胞の記憶も当てにはなりません。例えば、ツベルクリン反応は、BCGという結核のワクチンを打った人でしばしば陽性になることがわかっています。結核菌ではない、他の菌（結核菌の仲間である抗酸菌の一種）の感染があっても陽性になることもわかっています。ですから、ツベルクリン反応の免疫記憶はけっこういい加減で、他のものと勘違いすることが多いんじゃないか、と考えられています。一方、クオンティフェロンは皮膚の炎症というローテクなものを指標にせず、血液細胞が出している化学物質を調べる、よりハイテクな検査を行っています。BCGや他の抗酸菌と勘違いすることもツベルクリン反応よりずっと少ないと言われます。

ですが、そこはやはり「記憶」に頼った検査ですから、ときどき「勘違い」が起きます。クオンティフェロンでも、他の抗酸菌と間違えて陽性になることもときどきはあるんじゃないか、と言われています。「じゃないか」というあいまいな表現をするのは、厳密にはクオンティフェロンが正確に潜伏結核を言い当てているのか、他の抗酸菌感染と勘違いをしているのかを言い当てることは原理的に不可能なため、被検査者のまわりに患者が発生した、などの状況証拠からそれを類推することしかできないためです。クオンティフェロンとツベルクリン検査の違いは程度問題であると説明したのはそのためです。

類推した状況証拠からは、クオンティフェロンはツベルクリン反応よりよい検査です。それは、BCGを接種した集団ではツベルクリン反応とクオンティフェロンの一致率が低く、ツベルクリンだけ陽性、クオンティフェロンは陰性になることが多いのに対して、BCGを接種しなかった集団では両者の一致率は高いからです。このような傍証を頼りに、私たちは潜伏結核という病気の認識をしているわけです。

しかし、ツベルクリンにしてもクオンティフェロンにしても、人間の免疫能力に依存した検査です。人間の免疫力は病気や薬によって低下します。例えば、エイズという病気になると人間の免疫能力は低下しますし、臓器移植患者が拒絶反応を防止するために飲む免疫抑制剤でも免疫能力は低下します。たとえるならば、人間が年をとって「ぼけて」くると記憶力が落ちてくるのと同じように、人間の免疫能力もいろいろな理由で落ちてくるのです。そんな場合、クオンティフェロンは「結核の記憶」をきちんと示さず、検査は陰性になってしまいます。結核菌を体に持っているにもかかわらず、です。これは、免疫能力の「勘違い」ではなく「物忘れ」がもたらす問題です。

さらに悪いことに、結核という病気はそのような免疫能力の低下した人ほど発症しやすいのです。つまり、クオンティフェロンが間違って見逃すような（これを専門用語で偽陰性と言います）人ほど、結核という病気にかかりやすいのです。検査をしたい人ほど、検査の正確性が低下してしまう。なんというジレンマでしょう。

さて、ツベルクリン検査やクオンティフェロンといった検査が潜伏結核を見つけるための感度・特異度はどのくらいだと思いますか？　実は、それを言い当てることは原理的に不可能なのです。

潜伏結核は実在しない

ツベルクリン反応やクオンティフェロン検査が間違いを犯す、という話をしました。しかし、厳密に言うと、ツベルクリン反応やクオンティフェロンが「どのくらい」間違えているのかは、私にも、世の中の誰にもわかりません。どうしてかというと、私たちは正確に誰が潜伏結核を持っているか知る術がないからです。確実にこの人に潜伏結核があるとか、ないとかを確定できないのです。潜伏結核があるかないかを確定できないと、ツベルクリン反応やクオンティフェロンがどのくらい潜伏結核を見つけることができるか、なんて正確に答えることはできるわけがありませんね。真相はあくまで闇の中で、私たちは、結核にさらされたとか結核にかかりそうな人を集めてきて、「たぶん」ツベルクリン反応やクオンティフェロンが潜伏結核を見つけるのにそこそこ使えているんじゃないか、というささか頼りない根拠で判断しているのです。

潜伏結核があるとかないとかを正確に言い当てる方法は原理的にありません。定義から言って、潜伏結核は「結核菌が体内から見つかっていないけれども結核菌を体に持っている状態」を言います。結核菌が体内から見つかってしまうとそれはすでに潜伏結核ではなく、活動性結核という病気になってしまいます。これは人間様がそのようなルールを作った（決めつけた）からで、私たちはそのルールに乗って判断するよりほかないのです。「俺は俺のルールでいく」と勝手に別の病名を付けてもいいかもしれませんが、その人の言うことは誰も納得・賛同してくれないでしょう。でも、人の恣意性にはタイムラグがあって、日本がしばらく潜伏結核を保菌状態として病気と認識しなかったとき、アメリカではそれを病気と決めつけました。ある現象を病気と呼ぶか呼ばないかは、人の恣意性による舌先三寸なのです。

したがって、ツベルクリン検査にしても、クオンティフェロンにしても、その感度・特異度を計算することは原理的に不可能です。検査の持つ病気を見つけ出す力（潜伏結核を病気と認識した場合は、の話ですが）を感度・特異度と呼ぶのですから、私たちは結核診療で普遍的に使われているツベルクリン検査とクオンティフェロンの持つ本質的な能力を知らない、ということになります。なんと、医療の現場では「よくわからない」検査が汎用されているのです。

以上、検討したように、潜伏結核という病気は「実在」しません。それは、不確かな検査を通してあいまいに「認識」されるだけなのです。認識は医療者たちが相談して決めたルール、コンセンサスに乗っかっていくことで決められます。そして、患者をはじめとする医療の非専門家たちは、いやおうなくそのルールに従うことを半ば強制させられるのです。

ルールと言えば、ツベルクリン反応の要請基準も奇妙きてれつです。実は世界各国と日本では判定基準が異なるのです。また、使用される試薬の量も異なります。

諸外国では硬結《こうけつ》と言って、炎症で盛り上がり、腫れた部分を測定して判定します。多くの場合は10ミリ、つまり1センチ以上の直径の腫れがあれば陽性です。これに対して日本では色の変わった赤い部分（腫れているのではなく、色の変わった部分）を主に判定の基準にしています。ですから、日本の潜伏結核の陽性基準は世界では通用せず、もっと言うならば、日本に住んでいるのと海外に住んでいるのとでは、潜伏結核は別の病気なのです。

このことは、単に日本の研究者だけが世界から隔絶されて狭量であるせいだ、という単純な問題でもありません（まあ、日本の研究者が狭量な傾向があることは、あまり否定できませんが）。世界各国がコンセンサスを持っている硬結基準が正しいかというと、そういうわけでもありません。だって考えてもみてください。1センチの腫れが病気の判断基準なんですよ。人間の免疫機構や結核菌がフランス人の思いついたメートル法を理解しているとはとても思えません。これは、1センチの硬結に科学的に妥当な意味や根拠があると言うよりは、1センチくらいでいきましょうね、というコンセンサスがもたらした数字なのです。つまり、潜伏結核というのは人間が恣意的に作り上げたものなのです。

したがって、ツベルクリン反応の判定基準については、日本の基準と諸外国の基準の「どちらが正しい基準か」という議論には意味がありません。それぞれ恣意的に作り出された基準であり、潜伏結核はそのように現象を切り取って定義されたにすぎないからです。まあ、私の意見としては、要するにこのような恣意的な現象の切り取りであると認識する以上、やはりみんなでコンセンサスをとったほうが私たち医療者の関心に合致して便利なので、ここは日本一国が意固地に自分の基準を固持するのは不便なことだなあ、と思うのです。

結核という病気は潜伏結核と区別可能か

さて、潜伏結核の話はこれくらいにして、今度は体から結核菌が見つかる「本当の」結核、活動性結核の話に戻ります。活動性結核という病気でも当然結核菌を体に抱えていますから、潜伏結核と同様、ツベルクリン検査やクオンティフェロンを用いることが可能です。しかし、この2つの検査でもって両者を区別することは不可能です。では、どうやればいいのでしょう。病気の症状や所見があり、結核菌が体から検出されれば活動性結核、そうでなければ潜伏結核なのですが、その厳密な区別は果たして可能なのでしょうか。

おそらくは不可能でしょう。今後、医療技術が進歩しても、おそらくは不可能だと思います。その理由をいまから示します。

病気と認識されない理由は検査の精度によるものだけではないかもしれません。例えば、活動性結核という病気を持っていたとしましょう。しかし、担当している医者がそれを認識しなければそれは活動性結核になりません。例えば、レントゲンに映っていても、ある医者には見つかり、ある医者には見つからない病変があるかもしれません。研修医では「見えない」病変がベテランの医者になると「見える」ことはよくあるからです。検査の種類によっても病気か病気ではないかが勝手に決定されますが、同様に医者の技量や経験の違いも同じようなことを起こすのです。

では、最新の診断機械と神様のような名医をそろえれば潜伏結核と病気の結核を峻別できるでしょうか。いやいや、そうではありません。CTでも名医でもどうしても見ることができない、顕微鏡で見ないとわからない病変があるかもしれないからです。実際には非倫理的なのでできませんが、もし潜伏結核を持っている人間をマイクロメートル単位で切り刻み、結核菌を探したらどこかに菌を見つけることができるはずです。その周囲には、何らかの、非常に小さいレベルですが、炎症（人間の免疫反応）が起きているはずです。ただし、あまりに小さい炎症なので本人はそれと気づきません。これがだんだん大きくなってくると、CTで見えるような病変になる。さらに大きくなるとレントゲンで見えるようになるのです。症状も病変の進行や大きさでわかりにくかったものが顕在化してくるでしょう。

このように考えてみると、潜伏結核と病気の結核の区別はあくまで相対的なものにすぎないということがおわかりいただけると思います。医者がそれを認識できたときが病気の結核（活動性結核）ですが、両者の違いは相対的で絶対的ではないのです。両者を完全に区別することは原理的にあり得ません。結核という病気は医者が認識することによって生み出された病気であり、「実在」するわけではないのです。

でも、机の上ではそういう議論でOKでしょうが、現実世界では不便です。なにしろ医者は、病気を「ある」「ない」のどちらかに峻別し、治療を「する」「しない」のどちらか一方に決めるしかなす術がない存在だからです。医者は患者を病気と認識するか、しないかのどちらかです。治療をするか、しないかのどちらかをその局面、局面で「決めつける」ことを要請されているのです。医者の診療現場において、「ちょっとだけ治療」「半分だけ治療」あるいは「来年に先送り」「審議続行」なんて選択肢は、あり得ないのです。

目に見えるから実在するのか

病気かそうでないかの峻別は灰色がかったぼんやりしたもので、はっきりした区別はつきません。けれども、医療現場でははっきり白黒つけるしかないのです。そこで、専門家たちは普通に検査して（例えばレントゲンとか喀痰検査などで）「検出できるもののみ」病気と呼ぼう、と手を打ったわけです。これは恣意的な「手打ち」です。手打ちで決められた存在が「実在する」と言えるでしょうか。

検出できるかできないかで、その存在の有無が変わってしまう。それが「実在する」「もの」である、と呼べるでしょうか。いいえ、それはむしろ「もの」というより、「こと」と呼ぶべきなのではないかと思います。だってそうですよね。すごく遠くからボールが飛んできます。あまり遠くにあるのでボールは目に見えません。で、だんだん近づいてきて、ボールが目に見えるようになりました。さて、ボールが目に見えるようになったときに、ボールが突然「実在」するようになる、なんてことがあり得るでしょうか。そうではありません。最初からボールはボールです。見える前から「もの」のはずです。検出できるようになってからボールが「見える」ようになっただけで、その時点から急にボールが実在するようになるわけではないのです（もしかしたら、ボールについてもそのような議論を展開することのできる哲学者がいるかもしれませんが、「さしあたって」私はボールが実在すると決めつけて信じ込んでいるので、ここではその議論には立ち入らないことにしておきましょう。これは決して、ボールですら実在するとは確定できていないと主張する哲学者の見解を否定するわけではありません。さしあたって、そういう議論に触れないようにしているだけです）。

しかし、結核のような病気の場合、医者に「見える」ようになって初めてそれは病気になります。こう考えると、病気は「もの」というより「こと」と考えたほうがしっくりくるのです。結核は実在せず、そういう現象が医者によって定義され、あるいは認識されているだけなのです。

第3章　感染症という現象

医師は普通、療養に関しては楽観論であやまりを犯し、結論に関しては悲観論であやまりを犯す。

マルセル・プルースト『失われた時を求めて』

もともと結核は現象だった

さて、ここで歴史を振り返ってみましょう。実際、もともと結核は現象で、「もの」ではなかったのでした。長い間熱が出て、咳が出て、緑色の痰がでて、ときどき血を吐いて、体重が下がっていってどんどん消耗する、場合によってはそのまま死んでしまう……そういうこてこての症状のある人の病気が「労咳《ろうがい》」、すなわちいまで言う結核と名づけられていたのです。英語では消耗する病気という意味でconsumptionと呼びました。

昔は、結核は感染症であるという認識すら人々の間ではなかったのです。結核菌が結核という病気の原因だとわかったのは、19世紀になってからのことです。細菌学の大家、ロベルト・コッホがそれを発見したのでした。

結核という病気は結核菌が起こす病気だという認識がなされた後、結核という病気の認識のされ方は変わってきました。従来であれば、結核という現象は結核という現象を観察することで診断してきたのです。しかし、結核菌という結核の原因微生物が見つかってからは、現象そのものを観察するだけではなく、「もの」である結核菌を患者さんから見つけ出すことが結核という病気の診断方法として新たに採用されるようになりました。このとき、結核という現象は実在する病気という「もの」のイメージで認識されるようになったのだと私は思います。結核菌というものがいつのまにか結核という病気を代表する存在として認識されるようになり、場合によっては結核菌という「もの」が結核という病気そのもの（すなわち、病気も「もの」）というような認識も見られるようになったのです。これは現在でも多くの医者たちによって誤認されている認識のされ方です。

ここで、少しややこしいことが起きるようになりました。というのは、結核の原因菌である結核菌が「こてこての労咳」でない人からも見つかることがわかってきたのです。現象としての結核が認められなくても、そこに結核菌がいるのです。しかし、医者は病気を実在する「もの」として認識し出したのでしょう。彼らはそれも結核と呼ぶことにしました。それまではそういう人たちは結核という病気を持っているとは認識されていなかったはずなのですが、整合性がとれない、白黒はっきりしないのは現場の医者にとって都合が悪いのです。病気は「こと」であるはずなのに、いつのまにか「もの」が逆に「こと」を規定して、結核という病気を再定義したのでした。

こうして、現代医学の中で結核は「こてこての姿」を失っていきます。「正常人」と「病人」の境界線はどんどんぼんやりとしてきます。２００年前の結核といまの結核はまるで違う病気になりました。小説の『アンナ・カレーニナ』や『魔の山』で描写されたような、がりがりに痩せ、血痰を吐き、といった病気のイメージだったのが、結核菌さえ体内から見つかれば、軽度の微熱、咳であっても結核と見なされる。このように、「こと」から「もの」が規定され、「こと」が再定義されるという展開は医学の歴史をひもとくと、多くの病気、特に感染症に当てはまる典型的なストーリーです。他の病気についても「こと」から「もの」への変換のストーリーを紹介したいと思いますが、結核もその例外ではなかったということです。

現象からものへの価値転換は必然だった

現象である病気が、その原因と考えられる「もの」を基軸に価値転換が行われ、病気の現象の書き換えが起こります。それはかつて認識されていた病気とは異なるものですが、人間の都合でどの現象を病気と認識するかは、自由自在なのです。言い換えれば、人間が病気を作り出したといっても過言ではありません。

病気を作り出したといっても、それは医者たちがインチキをやっているとか、自分たちが金儲けをするために製薬メーカーや病院が病気をねつ造している、という「陰謀論」を意味しているわけではありません。それどころか、医者が病気を作り出していても、それをそうと自覚的に認識している医者はむしろ少数派なのかもしれません。

厳密に言うと、私利私欲のための「病気のねつ造」が皆無だったわけではないでしょう。例えば、日本の医療近代史においてもそのような事実はあったようです。

戦後の日本の医療制度は国民皆保険制度と出来高払い制度に特徴づけられてきました。国民皆保険制度のお陰で、医療保険は国民全員が加入することになっており、安価に検査を受けたり薬の処方を受けたりすることが可能なのが特徴です（ただし、厳密には日本でも医療保険の恩恵を受けることができない方が増えていますが、ここでは議論の本旨を外れますので深入りはしません）。出来高払いというのは、行った医療行為、例えば検査だとか投薬をやればやるほど医療機関の収入が増えるというシステムを言います。

このようなシステムでは、検査をすればするほど、薬を処方すればするほど医療機関が儲かった時代がありました。いわゆる「薬漬け、検査漬け」の歴史はこのへんで起きたようです。そのとき、「病気のねつ造」もけっこう行われ、なんだかよくわからない病名を付けられて検査や治療を行うためのエクスキュースにしたようです。そのとき、例えば、本来であれば、ばい菌の感染症にしか使われない抗生物質もずいぶん無駄遣いされました。現在日本で耐性菌がとても多いのも、日本の医者の抗生物質の使い方が上手でないのも、このような暗黒の時代が暗い影を落としていることが関係していると思います。

けれども、現在では制度の変更が少しずつ起きており、薬漬け、検査漬けで大儲け、という構図は崩れています。少なくとも私が知っている医療の環境ではお金儲けのために検査や薬を乱用する医者はそんなに多くはないと思います。病名のねつ造も、そのような文脈で行われていることは、あり得ないとは言いませんが、その要素は小さいと思います。私が「病気を作り出した」と言っているのは、そのような陰謀的な文脈ではありません。

むしろ、医者が病気を「作り出してきた」のは病気という現象の本質上避けられないことなのだと思います。なぜなら、病気は実在しないから。病気は医者が定義した現象にすぎないのだから。医者が病気を作り出した（悪い言い方をすればでっちあげた）のは最近の話ではなく、昔々からそうだったのです。本質的に病気は実在しないのだから、「医者が病気をねつ造している」と非難するのは、実は的外れなのです。医者が作り出さなければ、病気は全然、「ひとつも存在し得ない」のですから。病気を恣意的に作り上げることこそが、ある意味、医者の大きな役割のひとつなのです。ですから、医者の病気のねつ造、でっちあげ、恣意的な作り上げというのは決してネガティブな意味で言っているのではありません。ただ、虚心坦懐に考えてみると、病気は実在せず、ただ人によって恣意的に規定された「こと」にすぎないのだ、という事実を述べているだけです。それについての価値判断はまた別な話というわけです。

すでに結核という病気について、その実在根拠が薄弱であることを述べてきました。もう1つ、有名な感染症であるインフルエンザについて例を挙げ、病気は実在しないことを例証してみましょう。

インフルエンザも実在しない

インフルエンザという病気があります。冬に流行る病気で、急に高熱が出て、体中が痛くなって、のどが痛くなって、寒気がして、という病気です。何十年かに1回大流行して、その大流行のときはたくさんの人が死ぬ病気です。しかし、通常のインフルエンザはそんなにたくさん人を殺すことはありません。多くの患者さんでは、インフルエンザにかかっても何日か経つと勝手に治ってしまうことが多いのです。

そのような「現象」を人はインフルエンザと名づけました。

20世紀初めには、インフルエンザは細菌が起こす病気だと思われていました。細菌とは、抗生物質が効いて光学顕微鏡（普通の顕微鏡）で見えるような微生物の多く、とここでは考えておいてください（専門家の厳密な定義はこうではありませんが、さしあたって議論の邪魔にならないので、これでよしとしておきましょう）。ところが、後になってこれは間違いだとわかります。実は、インフルエンザはウイルスが起こす病気だったのです。インフルエンザを起こすウイルスを専門家はインフルエンザウイルスと命名しました。ウイルスとは、細菌より小さくて光学顕微鏡では見えず、抗生物質が効かない存在です（さしあたってそういうものだと思っておいてください）。

ことをものと認識する矛盾

このようにインフルエンザという「こと」に対して、ウイルスが起こす病気という「もの」としての説明ができるようになりました。

しかし、後になって不都合なこともわかってきました。まず、インフルエンザという「こと」はインフルエンザウイルス以外の病原体も起こすことがわかってきました。例えば、パラインフルエンザウイルスとか、メタニューモウイルスとか、いろいろな種類のウイルスがインフルエンザという「こと」を起こすことがわかったのです。実のところ、いまではインフルエンザの症状を示す「状態」の半数以上は、実はインフルエンザウイルス以外の病原体が原因だとわかっています。

でも、医学の世界では「病気が実在する」という実在論が信じられていることが多いようです。そのため、インフルエンザはインフルエンザウイルスが起こす、という1対1関係を崩すことには抵抗感がありました。仕方がないので、インフルエンザウイルスでない病原体が起こすインフルエンザという「こと」は、実はインフルエンザではないと言い出しました。それは、インフルエンザ様疾患（influenza like illness）、略してＩＬＩと再定義された（＝決めつけられた）のです。

でもまあ、このことは医療現場にさしたる影響を与えはしませんでした。どうしてかというと、インフルエンザウイルスをすぐに調べる検査方法が確立していなかったこと、それとインフルエンザという病気の治療法もぱっとしなかったためです。細菌感染症であれば抗生物質を使うことができますが（絶対に使わなければいけない、というわけではありません）、ウイルスに対してはそんなにたくさん薬があるわけではないのです。きちんとした診断法も治療法もないわけですから、厳密にインフルエンザウイルスがインフルエンザを起こしているのか、それ以外の病原体が原因なのかは「どうでもよかった」のです。

細菌感染症の場合は抗生物質を使います。それも菌によって抗生物質のどれを選ぶかがある程度、限定されます。たくさんの種類の抗生物質がありますが、Aという菌を殺す抗生物質とBという菌を殺す抗生物質は必ずしも一致しないのです。

けれども、ウイルスに関して言うと、大した治療法もありませんから、多くの医療現場では「ウイルス」と片づけてしまっていました。厳密な病気の定義の運用は医者の中でもインフルエンザの専門家のみに限定されていたのです。病気は実在せず、ただそれは定義された現象です。その定義は医者の目的と関心が形作ります。現場の医者の間で厳密なウイルスの区別が「診療」という目的に合致しないわけですから、ウイルス感染症の診断があいまいでいい加減だったのは、むしろ当然だと思います。医者が「ウイルスだねえ」なんて言っているときは、半分適当なことを言っている。そんな空気が流れていることが多いのです。多くの医者はよくわからない熱のことを「ウイルスが原因かなあ」なんて言ってごまかしているわけです。

検査と治療が混乱の原因

ところが、困ったことが起きました。いや、困ったこと、というのはあまり適切な表現ではないのですが、簡単にインフルエンザウイルスを見つける方法と、それを治療する方法が見つかったのです。

時代が進み、技術が進んで、以前は簡単に見つけることのできなかったインフルエンザウイルスの存在を簡単に医療現場で検査することができるようになりました。以前は研究所のような限定された場所でしか調べられなかったインフルエンザウイルスの存在が、診察室で簡単にわかるようになったのです。これがインフルエンザの迅速診断キットです。インフルエンザで受診された方は、鼻をものすごくぐりぐりされて苦しい思いをした経験があるのではないでしょうか。あれが迅速診断キットです。

さて、迅速診断キットが普及したのとほぼときを同じくして、新しいインフルエンザの治療薬が開発されました。これがオセルタミビルやザナミビルといった薬です。オセルタミビルではピンとこない人も、「タミフル」と言えば「ああ、あの」と思い出すのではないでしょうか。タミフルというのは薬の商品名、その正式名称はオセルタミビルと言います。なぜ薬の名前に商品名と一般名の2種類あるのかと言いますと、これは医療の世界に数多くある七不思議の1つで、私にもよくわかりません。間違いの元になるだけというのに……。

日本の医者は検査が大好きです。新しいインフルエンザの迅速診断キットができたので、さっそく使ってみることにしました。出るわ出るわ、多くの人がインフルエンザである、ということが診断できました。インフルエンザと診断されるとタミフルの処方です。いままで漠たる診療をしていた医者たちですが、メリハリの利く「基準」ができたので大喜びです。どんどん検査をして、どんどん治療することにしました。

診断法も治療法も見つかって、めでたしめでたし、と思いきや、そんなことはありませんでした。

実は、診断法と治療法の発見のために、いろいろと困ったことが起きるようになってしまったのです。

まず、驚くことに、インフルエンザっぽくない人でもインフルエンザの迅速検査が陽性になることがあるとわかりました。「なぜインフルエンザっぽくない人でもインフルエンザの検査をするの?」というまっとうな疑問が出てくるかもしれません。好意的に解釈できる理由としては、「いままで認識されていなかったインフルエンザの立ち居振る舞い(=あり方)があるかもしれないから、調べてみよう」という科学者的な態度のためかもしれません。少し意地悪な見方をすると、その医者がインフルエンザかそうでないか、患者の訴えから峻別する能力や努力を欠いていて、「まあ、よくわからんからとりあえず検査でもしとくか」という態度だったのかもしれません。いずれにしても、従来認識されていたインフルエンザという現象——高熱、のどが痛い、寒気がする、筋肉痛があるという現象——が観察されなくても、インフルエンザウイルスの検査が陽性になる（ことがある）ことがわかってきたのです。

例えば、鼻水、微熱みたいな漠然とした症状だけの患者さんがいます。インフルエンザは、普通はガーンと急に高熱が出て、のどが痛くなって、体中が痛くなって寒気がして……といったメリハリのあるわかりやすい症状が特徴です。ガガーンと悪くなって、数日でスキッとよくなる、あっさりした性格の病気なのです。だから、ずるずる、じわじわ、何日もかけて症状が出てきて、なかなかこじれて治らないとか、「もう3年もインフルエンザを患っていて」なんて慢性化することもありません。少なくとも私たちはそのように信じてきました。

でも、じわじわ、ずるずるで、鼻水だけ、咳だけ、微熱だけ、というあまりはっきりしない症状の患者さんでも、インフルエンザウイルスの迅速検査をやると陽性になったりすることがたまにあるのです。場合によっては症状が全くなくても陽性になることすらあります。冬の病気だと思っていたのに夏場でも陽性になることがあります。いままでインフルエンザは冬に流行る激烈な熱の病気だと信じていたのに、それを覆すような患者さんが次々と現れるようになったのでした。

さて、このことをどう考えたらよいでしょうか。

間違っているのは検査か、認識か

1つは、検査が間違いを犯している可能性を考えなければなりません。すでに説明したように、完璧な検査というのはこの世には存在しませんし、原理的に今後も存在する可能性は、おそらくないでしょう。みなさんは病院の検査で異常が出ればそれは間違いなく異常である、あるいは「病気の証拠である」と考えているかもしれませんが、それは幻想にすぎません。実は、多くの医者ですらそのように（ひそかに）信じている人は多いのです。

でも、すでに説明したように感度100%、特異度100%という完全に正しい検査は存在しません。現に、インフルエンザ迅速診断キットの感度も特異度も完璧ではありません。キットの種類や研究論文、あるいは検査をする人のやり方によって違いますが、感度は大体70%くらい、特異度は90%くらいではないでしょうか（厳密に言うと、その周辺の数字のどこかだと思います）。これは、インフルエンザの患者さんが10人いても3人は迅速キットが間違って陰性に出て見逃してしまうことと、インフルエンザでない普通の人が10人いても、検査をやったら1人が間違って陽性になるという「えん罪」が起きることを意味しています。もっとも、この感度、特異度というのは概算にすぎません。なぜなら、私たちはインフルエンザという病気の人を確実に言い当てたり、その人がインフルエンザでないと断言できたりする方法を持っていないからです。

ですから、症状や季節的には「インフルエンザっぽくない」と思っている人でも、検査の間違いによる「えん罪」でインフルエンザ検査が陽性になり、インフルエンザという病気のレッテルを貼られてしまっている可能性があります。これは、おそらくありそうな話です。その人にはインフルエンザウイルスなんていなかったのです。単に検査がえん罪を起こしただけなのです。

でも、と私は思います。本当にインフルエンザウイルスが体にいる人もいるんじゃないか、と。その人たちは従来知られていた急性型、激烈型のはっきりした症状を起こしていません。けれども、それは私たちが無知だっただけで、本当はインフルエンザウイルスはそのようなはっきりしない症状を起こすこともあるのかもしれません。あるいは全然症状を起こさないでも人間の体に入っていくこともあるのでしょう。私たちは検査を開発することで、インフルエンザウイルスの新しい生活様式（？）を発見したのかもしれません。これも、ありそうな話だと思います。実は、後で出てくる新型インフルエンザが問題になったとき、私たちは片っ端からたくさんの患者さんの喉や鼻を調べました。RT－PCRと呼ばれる特殊な検査でインフルエンザウイルスの遺伝子を調べたのです。2009年5月のことです。もうインフルエンザは流行していない、と考えられている季節です。初夏ですから。ところが、出るわ出るわ、探してみたら、たくさんの患者さんから、新型インフルエンザではなく、従来の季節性インフルエンザウイルスが検出されたのでした。しかも、その多くは迅速検査で陰性だったのでした。

2009年だけ特別、季節性インフルエンザが初夏に流行ったのではありません。いままで、初夏にインフルエンザ検査をした医者がいなかったのです。たとえしたとしても、お金も時間もかかるRT－PCRはしていませんでした。通常使っている迅速診断キットは間違って陰性に出てしまったのです。これを偽陰性と呼ぶのです。2008年も、2007年も、2006年も、同じ現象はたぶん起きていたのでしょう。ただ、私たちがそれを認識していなかっただけなのです。

根源的な問いに立ち返る

さて、ここでちょっと立ち止まって考えてみましょう。では、インフルエンザとはいったい何なのでしょうか。

もともと、インフルエンザとは急に熱が出てのどが痛くなって1週間以内に治ってしまうことの多い病気、と私たちは「決めつけて」いました。場合によっては死んでしまいますが、それは少数派であったり、大流行を起こした一時期だけだったりしました。これも私たちの「決めつけ」です。で、そういう患者さんを子細に調べ、インフルエンザウイルスを発見し、「おっしゃ、これで原因がわかった」とインフルエンザという「こと」を「もの」に変換したような気になっていました。

ところが、実際にインフルエンザという「こと」が起きても現実にはインフルエンザウイルス以外のウイルスが原因だったりすることがわかってきました。いや、そっちのほうがむしろ多いという困ったこともわかりました。そこで、医者たちは新しい病気をでっちあげることにしました。それがＩＬＩ、インフルエンザに似ているが非なるもの、という意味でした。インフルエンザはあくまでインフルエンザウイルスが起こさなければいけないんだ、というコンセンサス（≒決めつけ）によるものでした。

しかし、そのインフルエンザウイルスもインフルエンザという「こと」を起こさないことがあるともわかってきました。では、そのようなインフルエンザと古来考えられてきた「こと」が起きていない患者さんであっても、「インフルエンザ患者」というレッテルを貼るべきなのでしょうか。何か、困った堂々巡りが起きてしまっているようです。

第4章　なぜ治療するのか

真理と学とに対する熱い思いが、しばしばどんな権威にもよらず一切を自分で吟味しつくそうとする決意の形を取るが、しかし真理への道は、むしろ懐疑の真なる徹底を必要とする。この一切の既成の権威を排して内的な確信だけに依拠しようという決心は、そのことだけでは学の真理性を保証しえない。むしろそこにはしばしばうぬぼれがつきまとう。

G・W・F・ヘーゲル『精神現象学』

治療が認識に混乱を与える

さらに、治療方法の開発がこの問題をさらに複雑にしてしまいました。有名なインフルエンザの治療薬、タミフルがそれです。

世界の70％程度のタミフルは実は日本だけで消費されています。日本だけでインフルエンザが極端に流行っているからでしょうか。いやいや、そんなことはありません。

どうしてそういうことが起きてしまったかというと、「インフルエンザをなぜ治療するのか」という根源的な問いに日本の医者は答えることなく、検査陽性＝薬の処方と決めつけてしまった失敗にありました。日本の医者はこの検査陽性＝薬の処方という誤謬に陥りやすい性格を持つ傾向にある……私はこのように考えています。

このことは、決して日本の医者が悪質だったり邪悪な性格を持っていたりするからではありません。むしろ、多くの日本の医者たちは善良で良心的です。ただ、善良であることは、誤謬の回避にはあまり役に立たず、むしろ素朴な善良さこそが誤謬と仲のよいお友達なのです。誤謬を避けるためには、むしろひねくれた悪魔的な思考が必要になることが多いのです。何か患者にしてあげたい、という素朴な日本の医者たちの善良さが、「で、その何かってなに？」「それをするといったいどうなるの？」という一見ちょっと意地悪な疑問を持つことを拒んできました。そこに治療法があるなら使うのがまっとうで善良な医者の姿でしょう、と無批判に決めつけてしまったのです。

タミフルは、インフルエンザウイルスが人間の体の中で活動するのを抑えるメカニズムを持った薬です。ですが、私たち臨床家たる医者にとって大事なのは、そういうメカニズムの部分だけではありません。むしろ大切なのは、「それで患者はどうなるの？」という部分です。死ぬはずだった患者さんが死ななくなるの？　入院するはずだった患者さんが入院しなくてよくなるの？　いったい患者さんに何が起きるの？　これが大事なところです。そういう「実際に患者さんに起きること」を私たちはしばしば「アウトカム」と呼んでいます。そしてアウトカムこそが臨床現場では重要なのです。

さて、タミフルはインフルエンザに効くのでしょうか。はい、効きます。でもここで止まってはいけません。薬が効くかどうかというときには、「どのくらい」効くか、という部分を大事にしなければならないのです。効くけどちょびっとしか効かないのか、劇的に効くのか、程度を問うことが大事です。

効くか効かないかではなく「どのくらい」効くか

少し話が脱線しますが、日本の医者にはこの「程度」を測るのが苦手な人が多い。特に大学病院の先生には苦手な人が多い。このような印象を私は持っています。「どのくらい効くの？」と質問すると答えられない人が多いのです。

「程度」を問わず、「どのくらい効くのか」と問わず、「効く可能性があるかどうか」「あるかないか（yes or no）」という問いの立て方をしてしまいます。

大抵の治療法で、「効く可能性は全くない」というものはほとんどありません。だから、そのような「可能性はあるか」という問いの立て方をしてしまうと、「ある」としか答えようがありません。

だから、「もしかしたら効くかもしれない」といって効果もはっきりしないうさんくさい薬を出したり、「もしかしたら何かわかるかもしれない」といって無意味な検査のオーダーを連発するのです。その「何か」っていったいなに？という根源的な問いはなされないのです。

「程度」に対する感覚が鋭敏でないこと。このことが、日本の医者の診断能力の問題と検査漬けという現象を説明する要因の1つになると思います。

日本の医者はカルテにしばしば「○○病の除外」と書きます。この「除外」という言葉がくせ者です。そこには「程度」の記載がありません。
この患者さん、心筋梗塞が70％くらいありそうだとか、肺炎の可能性は低くて20％くらいしかないないなとか、「程度」を明示すれば、その患者さんをよく理解しているな、と私は納得します。でも、多くの医者はそうせず、「○○病除外」の一点張りです。本当に疑っているのか、とりあえず列記しておいて検査しておこうと思っているのかはっきりしませんでした。実のところ、その医者本人にもはっきりしていないことが多いのです。だからカルテが次のようなリストの羅列になるのです。

肺炎除外
上気道炎除外
心筋梗塞除外
心不全除外
不整脈除外

そして、鑑別にあげた病気に使う検査の乱れ打ちになってしまいます。

そしてそれは、日本の医者がダメだからというよりもむしろ、日本の医者がとても誠実で良心的だから、「思いついた疾患」を全部検査しないと不安になってしまうからなのだと思います。程度を見積もらずに病気のリストを作ってしまうと、良心的な医者であれば当然不安に思うでしょう。検査をしなければ、という衝動に駆られてしまいます。だから検査漬けになってしまうのです。

アメリカの医者が日本の医者よりもべらぼうに優れているということはないと私は思っていますが、この「程度」を測る部分に関してはアメリカの医者に分があると思っています。特に日本の大学病院の医者になると、アメリカの医者に太刀打ちできる人は少数派です。アメリカだと、右のような「除外」の羅列はしません。

probable
possible
likely
less likely
unlikely

definitely

このように必ず程度を表現する形容句をカルテに明記しています（いや、必ずというのは言いすぎでした。アメリカの医者も玉石混淆なので、質の低い医者はやはり質が低いのです）。

多くのアメリカの医者なら、まずは可能性のある程度高い（probable）病気から検査していきます。可能性は否定できないけど（unlikely）、まあ普通はないだろう、という病気の検査は後回しです。こういう検査を全部やっても効率は悪いしお金はかかるし、なにより患者さんが大変です。検査と言っても完全無害とは言えないのです。内視鏡は消化管に穴を空けてしまうかもしれませんし、血管のカテーテルは出血を起こすかもしれません。CTやレントゲンをあまりたくさん行うと放射線の当てすぎでがんになってしまうかもしれません。もちろん、そんなことはめったに起きませんから、過度に心配することはありません。しかし、少なくとも利益がほとんどないことがわかっている検査をことさらに好んで行うのは理にかなっていないのです。医療の世界はあくまでも想定されるリスクと利益の天秤がけにすぎず、「どっちか得をしやすそうな」ほうに「かける」わけです。

でも、多くの日本の医者は検査のリスクと利益の天秤がけをしないか、それが苦手です。

「とりあえず検査」となることが多いのです。で、そのような日本の医者の常套句が「○○の可能性は否定できない」です。病院に1日いると、耳にたこができるほどこの言葉を聞かされます。

否定できないから、検査をする。検査の不利益はなんとなく不問に付されてしまう。この「否定できない」というキーワードが莫大な量の検査と治療の根拠となっています。「○○は否定できないからMRIを撮ろう」とか、「○○は否定できないからこの薬を出しておこう」というわけです。

で、「どのくらい」否定できないの？　と聞いても答えられません。考えていないからです。残念ながら日本には、そういう発想を一度もしたことがない中堅どころの、あるいはベテランの医者も珍しくありません。

「否定できない」なんてフレーズはほとんど何も言っていないのと同じです。空から隕石が降ってきてこの私は3分後に死んでしまうかもしれません。その可能性は否定できません。では、否定できないから慌ててヘルメットを買いに行ったり、外出を控えたりするでしょうか？　そんなアホなことは、普通しませんね。

世の中のほとんどすべてのことの可能性は否定できないのです。そんなことはあたりまえなのです。確かに100%誤謬のない言説ですが、それゆえに価値がありません。なぜかというと、100%誤謬のない言説というのは、それは何も言っていないのと同じだからです。例えば「戦争はよくない」とか、「地球の環境は大切だ」とか、「差別やいじめはよくない」とか。こういったセリフは絶対的に正しいのですが、その実、世の中に何も新しいものをもたらさないのです。何も言っていないのと同じフレーズを根拠に検査や治療を組み立てるということがいかに愚かなことか。

だから、私は部下に「○○の可能性は否定できません」なんて意味のないことは言ってくれるなと叱責します。「どのくらい」否定できないの？ その「程度」が言えなければ、患者さんの見積もりを立てたことにはならないし、検査や治療の計画も立てることはできないのです。

もちろん、私の立てたその見積もりは間違っているかもしれません。見積もりを完全に間違えない医者なんてこの世に存在しないのです。医者だって間違えます。でも、それは真剣に患者さんを見積もった結果なのです。「85%心筋梗塞だと思います」と言っても実際には心筋梗塞でないことはあります。逆に「心筋梗塞の可能性は5%程度だろう」と思っても実際には心筋梗塞だった、ということもあります。医者の世界観はこのように「程度」の見積もりと確率論で支配されているのです。だから、まっとうな医者は必ず一定の確率で間違えます（もちろん、間違えてばかりの医者はまっとうとは言えませんが）。

むしろ恐ろしいのは、絶対に間違えない医者なのです。「○○の可能性は否定できません」は誤謬のあり得ない絶対正しいフレーズです。100%、絶対正しいフレーズというのは例外なく意味のないフレーズです。間違えようのないことを言うというのは、何も言っていないのと同じです。だから、絶対に間違えない医者はまっとうな医者ではありません。ちょうど、質の低い中央官僚が愚にもつかないことをしばしば口にするのと同じように、彼らの言うことの多くは間違いではないのです。そして、それがゆえに愚にもつかないのです。意味のないことばかりを口走っているのです。

サンタというキーワード

診断と治療。医療においてはこの2つの質の高さが非常に重要になります。それでは診断の問題を議論したので、次は治療について議論したいと思います。

診断と同様に、治療についても「効いた」「効かない」と二者対立的に考えると失敗します。大切なのは、「どのくらい」効くかです。

伝統的に日本では「三た」というキーワードで治療の評価をする場合があります。これは「使った、治った、だから効いた」という考え方です。もちろん、この考え方は論理的には正しくありません。なぜなら、使わなくても治ったかもしれないという可能性については吟味されておらず、したがって、効いたかどうかも実は闇の中なのです。三た論法を容認してしまうと、「あたしが昨日おじいさんの位牌にお祈りしたから息子の病気が治った」とか、「あの人はベッドが北向きだから治った」とか、「看護師さんが美人だから治った」（これは実際、あるかも）とか、「今日は阪神タイガースの帽子をかぶっていたから治った」という話もみな同じ論理で正当化されてしまいます。だから、ある治療をやった、治った、だから治療が効いた、と考えるのは、誰にでもわかる素朴な理由で間違っているのです。

ある治療法を使ったから治ったという因果関係を見いだそうとするならば、「使わなかったらどうなるの？」という問いにも答えられなければいけません。そこで、私たちはしばしばこの問題を解くために、「比較試験」というものを行います。他の条件をすべて等しくして（あるいは等しくするよう努力して）、使った場合と、使わなかった場合を比較するのです。そうすれば、使わなかった場合に比べて、使ったら効くのか、そして「どのくらい」効くのか程度まで調べることができるのです。ここでも「程度」は大事になるのです。

ではタミフルは「どのくらい」効くか

脱線を戻します。では、タミフルは「どの程度」効くのでしょうか。これを調べた研究はたくさんあり、タミフルを使わない場合に比べて、症状のある時間を1日程度短くする効果を持っています。タミフルはそういう意味では「効く」薬です。

でも、裏を返せば、タミフルは「それだけの効果しかない」薬でもあります。例えば、タミフルを処方した分日本人が急に長生きになったり、健康増進に役立ったりはしません。「5日かかって回復するはずの病気」が「4日かかって回復する病気」に転じるだけなのです。

そのことは、もちろん価値のあることかもしれません。しかし、「絶対的な価値」とも言えないでしょう。例えば、死ぬはずの病気が劇的に治る、みたいな。したがって、タミフルの治療効果、すなわち5日で治る病気を4日で治る病気に転じるという価値がどのくらい意味があるかというと、これは個々の価値観が決めることだと思います。

さて、そこで「ほとんど症状がない」あるいは「全然症状がない」インフルエンザ迅速キット陽性患者さんにタミフルを処方する価値というのはいったいどこにあるのでしょう。そんなものはないと私は思います。だって、よくなるはずの症状が最初から希薄か、あるいは存在していないのですから、そのような処方は目的を逸脱しているとしか言いようがありません。そのような処方は目的のない、検査陽性だから治療というオートマティズムに支配された世界でないと通用しないのです。そこには患者さんはいません。患者さんの願いも意図も目的も不在です。患者不在の不毛なオートマティズムなのです。

すべての医療行為にはある程度の利益と不利益があります。タミフルを飲む利益は、「5日かかって治る病気」が「4日かかって治る病気」になることです。

常に反対側も考える

では、反対にタミフルを飲むことの不利益はあるでしょうか。もちろんあります。他のすべての医療行為と同じように、あるのです。物事は表だけでなく、裏も見なくてはなりません。治療の利益だけでなく、不利益も見なくてはなりません。常に反対側も考えるのです。

タミフルを飲むことの不利益。それは、副作用と耐性ウイルスです。あと、コストの問題とか新型インフルエンザの問題もからみますが、話がややこしくなるのでここでは割愛します。

タミフルの副作用はお腹を壊す消化器症状がメインです。吐き気が起きたり下痢をしたりすることがあります。もちろん、副作用というのはしょっちゅう起きるわけではなく、大多数の人には起きません。でも、「症状のない人、希薄な人」に副作用のリスクを冒してまで薬を飲ませるのは、これは理にかなっていないと言わざるを得ないでしょう。ここでも、「どの程度」が重要になってきます。

異常行動の副作用(?)は本質的な問題ではない

さて、タミフルを飲むと意識に異常が起きて、おかしなことをつぶやいたり窓から飛び降りたりするのではないかという問題が議論になったことがあります。それで、タミフルが一時、一部の患者では処方できなくなったりしました。その後、「検討の結果、タミフルについてはそのような中枢神経系の副作用はありません」という見解が発表されました。ただ、その検討方法に賛同できなかった人たちからの異論も起きています。この問題で、製薬業界や厚生労働省、そして学術界がどたばたしたことがありました。

この問題を受けて、「世の中の悪いことはすべて薬害」と主張する輩は、それ見たことかとばかりに（多分にヒステリックに）タミフルは悪い薬だ、製薬業界や医者は患者を食い物にしている外道だ、厚生労働省も外道だ、みたいな執拗な攻撃を行いました。彼らは電信柱が高いのも郵便ポストが赤いのもすべて薬害が原因だ、と主張するような空気を持っているのです。

では、診療医としての私はどうしたか。

実は、この問題は私にとってはそれほど深刻な問題ではありませんでした。なぜなら、タミフルが中枢神経に異常を起こす副作用を持っていようがいまいが、私の処方態度は全く変わらなかったからです。

薬に副作用があるのはあたりまえ

すべての薬には副作用があります。だから、副作用が存在するというそのことだけでは、大きな問題にはならないはずなのです。

中枢神経に副作用を起こす（かもしれない）薬はタミフルだけではありません。例えば、抗生物質にニューキノロンと呼ばれる種類があります。クラビットとかシプロキサンなんていうのが有名です。日本ではものすごい量のニューキノロン製剤が処方されていますが、これが中枢神経に副作用を起こすことはすでによく知られています。めまいが起きたり、ふらついたり、場合によってはぶるぶる震え出す、けいれんを起こす人もたまにいます。インフルエンザの古典的な薬、アマンタジンも中枢神経に作用してふらつきやけいれんなどを起こすことがあります。アマンタジンには中枢神経に作用するメカニズムがあるからなのです。それを逆手にとってアマンタジンは、いまでは神経の病気の一種であるパーキンソン病の治療に応用されているくらいです。

タミフルが中枢神経に本当に副作用を起こすかどうかは私にとってあまり重要な問題ではありませんでした。問題は、ここでも「どの程度」のほうなのです。

中枢神経副作用は（あったとしても）まれであることはわかっていました。たくさん患者さんを集めてきて、タミフルを飲んだ人たちと飲まなかった人たちを分けたら、中枢神経の副作用の頻度は変わりなかったのです。

言い換えると、両者の差はごくごくわずかで、特に大きな差がある（タミフルによる影響がある）ようには見えなかったのです。10人や20人の患者さんを見ていたくらいでは気がつかないくらいのまれな副作用（あったとすれば）なのです。そんなにしょっちゅう起きるものではないのです。

「世の中何でも薬害主義者」は「統計学的に差が出ない」なんていう結果には満足しません。「いやいや、あれは統計学的計算の仕方が間違っているんだ」とか、「もっとたくさんのデータを取ればタミフルの副作用は目に見えるようになるに決まっている」みたいな主張がされるかもしれません。

私は思います。まあ、そうかもしれないな、と。でも、そのことはどうでもいいのです。なぜなら、たとえあったとしてもそんなに顕著でない副作用であれば、結局は同じことだからです。タミフルは中枢神経に副作用を起こさない薬かもしれません。あるいは、まれに中枢神経に副作用を起こす薬かもしれません。どちらも、臨床家にとってみれば同じことです。私の観点はただ1つ。「で、その副作用を起こすかどうか微妙な薬を目の前の患者さんに出して、果たして患者さんは得をするか？」。つまり患者さんの求めるアウトカムは出せるか？　が私の唯一の関心事なのです。ごくわずかな頻度の副作用が現存するか、幻なのかという命題は、臨床家としての私の判断にぶれを起こしません。

インフルエンザとどう対峙するか

では、具体的に私はどうしていたのでしょう。
私が一般病院に勤務していた2005年に、「インフルエンザはこのように治療しましょう」という自分の意見をインターネット上で表明しました。これを立場の表明、ポジション・ステートメントと言います。その後、タミフルに関連した飛び降り騒ぎが起こり、世間は大騒ぎになりましたが、その間も、そしてその後も、このときの2005年の立場表明は全く変化していません。ここにそれを紹介します。

抗インフルエンザウイルス薬の使用方法　ポジション・ステートメント
制作　岩田健太郎　2005年12月9日

・近年、インフルエンザの迅速診断キット、さらにはウイルスA、B両者に効果のあるニューラミニダーゼ阻害薬が使用されるようになり、外来その他におけるインフルエンザ診療は一変した。
・日本はタミフルなどの抗インフルエンザ薬を世界で最も使用している国である。タミフルの使用量は全世界の75%を占める。
・その実、「薬を使用している意味」については十分に吟味されていない。タミフルが多用されている日本ではすでに耐性ウイルスが出現している。

・折しも鳥インフルエンザの出現と新型インフルエンザの懸念が昨今の問題となっており、タミフルなどの抗インフルエンザ薬の備蓄の必要が叫ばれている。

・そんな中、脳神経障害とそれに続いた死亡例の報告が、タミフルを原因とするものではないか、という学会での指摘があった。

・したがって、これまでのような、「インフルエンザ陽性ならタミフル」という単純な思考法が通用しにくくなっている。

・医学的にも社会正義的にも適切かつ妥当な抗インフルエンザ薬の使用方法を確立することが急務になっている。抗インフルエンザ薬がインフルエンザという疾患に効果があることは議論の余地はない。従って、「どのように使うか」という問題は、正しい正解のある○×問題ではなく、むしろ value question（価値判断を問う問題）といってもいい。よって、当科では「ガイドライン」ではなく、当科の立場からの意見、ポジション・ステートメントとしてこの提言を行い、院内での落としどころを模索するものである。

◎知られている事実

・タミフルをはじめとするニューラミニダーゼ阻害薬はA、B両方のインフルエンザに効果があり、その症状回復を早めることができる。
・また、流行時に周囲の無症状な者が使用することで発症を未然に防ぐ、「予防効果」がある。
・鳥インフルエンザに対しても in vitro では効果が確認されている。
・タミフルをはじめとするインフルエンザ薬は長期予後改善、死亡率の低下をもたらすというデータはない。2次性肺炎などの合併症、それによる入院の減少も認められない。インフルエンザ脳症の予防効果も証明されていない。
・鳥インフルエンザについては臨床効果が確立されていない。新型インフルエンザに至っては全くデータがない（当然だが）。
・タミフルを処方されていた患者の12人の死亡が日本国内で認められ、これがFDAに報告されている。ただし、その間何千万というタミフルが処方されており、その因果関係は全く不明。再来年までデータ収集というのがFDAの下した結論であった。

◎ポジション・ステートメント
〈外来患者におけるインフルエンザ〉

生来健康な小児、成人に対しては抗インフルエンザ薬を推奨しない。予後はよい疾患であり、しっかりと休養をとり対症療法を提供すれば治癒が期待できる。インフルエンザ脳症の懸念はあるが、これとて薬を飲んで予防ができるわけではない。ただし、患者・家族の強い希望があれば、これを無下に否定するものでもない。なお、本推奨は英国の主要なガイドライン作成機関であるＮＩＣＥ（National Institute for Clinical Excellence）のものを踏襲している。

免疫抑制者、慢性の呼吸器疾患、心疾患、腎疾患、肝疾患などを有する場合はリスクと利益を勘案してケースバイケースで対応する。ただし、この場合も、原則として迅速検査で陽性になった確定例を治療の対象とすべきである（発症初期で検査感度が低いときをのぞく）。高齢者が冬季にインフルエンザ様疾患の症状を示した場合、それがインフルエンザウイルスが原因であるケースは20％以下である。冬のインフルエンザ様疾患の半数以上はライノウイルスが原因である。

通常のインフルエンザと鳥インフルエンザの鑑別は極めて重要である。鳥インフルエンザの場合、迅速検査も偽陰性に出やすい。旅行歴、職歴などの丁寧な病歴聴取が必須となる。

〈入院が必要なインフルエンザ〉

タミフルを5日間処方する。本人の治療の目的とまわりへのアウトブレイクを予防することを期待してのことである（ただし、「患者」へのタミフル処方が感染性を減らすかどうかは実証がされていない）。

〈曝露後予防〉

従来は、病棟でインフルエンザ患者が出た場合、曝露後予防のタミフルを接触者には推奨していたが、今後は備蓄の問題もあり、強くは推奨せず、インフルエンザワクチン未接種者およびインフルエンザワクチンを2週間以内に接種したものに限定する。ただし、インフルエンザワクチン接種者内での発症があり、アウトブレイクの出現、拡大が懸念された場合はケースバイケースの対応をとる。曝露後予防は流行期間中続けられるが、通常1週間程度であることが多い。タミフルによる予防効果（efficacy）は87％であったというデータがある。

〈鳥インフルエンザ〉

タミフルを患者およびケアする医療従事者に処方する。この場合は、リスクの大きさを考えて、インフルエンザワクチン接種の有無は問わない。タミフルの使用期間は臨床経験を欠いているためにケースバイケースで総合診療感染症科の協議により決定する。

〈新型インフルエンザ〉

タミフルを患者およびケアする医療従事者に処方する。もし感染拡大が甚大なものになれば、予後不良の重症患者にはタミフルを「処方せず」周囲の感染防止によりウエイトを置いて、比較的軽症、中等症の患者および医療従事者に分配する。いずれにしても、パンデミックが起きると早晩タミフルが枯渇する可能性が高い。

なお、上記の前提として、インフルエンザワクチンの積極的な活用が望ましい。インフルエンザワクチンは65歳以上のすべての人、慢性疾患を持つもの、免疫不全のあるもの、アスピリンを長期に服用している患者、医療従事者など上記のリスク因子を持つものと接触を密に持つものに強く薦められる。米国のガイドラインに推奨のある「妊婦」と「50歳~65歳未満」、小児については efficacy（発症防止）データはあるものの effectiveness（予後改善）のデータがない。従って、当科としてはこれらに対するワクチン接種を主治医の自由裁量権の範囲内と考える。その他の集団についてもワクチン接種は主治医患者間で決定すればよいものと考える。妊婦に接種する場合は第一三半期を避けることを原則とする。

余談ではあるが、日本における「接種要注意者」のカテゴリーは全く妥当性を欠いているため、当科としてはこの遵守を推奨しない。例えば、基礎疾患を有するものや過去にけいれんの既往のあるものは「要注意」とされているが、むしろ積極的に予防接種の恩恵を受けるべき対象であり、リスクマネジメントの方向性が適切ではない。インフルエンザワクチンの絶対禁忌はこのワクチンに対するアナフィラキシーの既往であり、卵に対する重篤なアレルギーのある患者がこれに準ずるものとなる。それ以外の絶対禁忌はない。

インフルエンザワクチンの接種は1シーズン1回でかまわない。小児に対する予防接種の回数については異論も多いために当科としてはとくに意見を持たない。

以上のポジション・ステートメントはあくまで「原則論」であり、個々の症例においてはそれぞれ特殊な事情が生ずることを当科は認識・了解している。あくまで臨床上のコンテクストから判断して利用されることを希望する。

◎参考文献

Salgado CD et al. Influenza in the acute hospital setting. Lancet Infectious Diseases 2002; 2: 145-55

Jefferson T. How to deal with influenza? BMJ 2004; 329: 633-4

American Academy of Pediatrics. Redbook. 26th ed. 2003

木村三生夫ら　予防接種の手びき　第十版　近代出版　二〇〇五

Armstrong BG et al. Primary Care. Effect of influenza vaccination on excess deaths occurring during periods of high circulation of influenza: cohort study in elderly people. BMJ electrical publication 15 August 2004. doi: 10. 1136/bmj. 38198. 594109. AE

Nicholson KG et al. Influenza. Lancet 2003; 362: 1733-45

National Institute for Clinical Excellence. Guidance on the use of zanamivir, oseltamivir and amantadine for the treatment and prophylaxis of influenza. Technology appraisal guidance, no 58, February 2003. http://www.nice.org.uk/pdf/58_Flu_fullguidance.pdf last accessed December 9, 2005

Rosenthal E.Avian flu drug set off alarms. International Herald Tribune. November 22, 2005

Kiso M et al. Resistant influenza A viruses in children treated with oseltamivir: descriptive study. Lancet 2004; 364: 759-764

以上

さて、ポジション・ステートメントが出てから唯一訂正した情報が、タミフルの臨床効果です。というのは、タミフルで入院が減るかもしれない、という論文があるからです。もっとも実際のタミフルの運用の仕方は変わりないでしょう。イギリスだけでなく、アメリカなどでもタミフルの運用法は大体同じです。

これは医者向けに書かれた文書なので、やや専門用語が多くて難しかったかもしれません。要するに、「インフルエンザという病名が付いたとしても、元気な患者さんであれば必ずしもタミフルを処方する必要はないのだと思います」という意見を表明したものなのです。

つまり、私は「5日で治るインフルエンザ」を「4日で治るインフルエンザ」にするのに、なんでもかんでもタミフルを処方するのはバランスが取れていないから、そういう人は「5日かかって治っていただきましょう」という立場を取ったのです。そして、重症になって入院したり、死んでしまったりするかもしれないような危ない状態の患者さんにだけタミフルをしっかり使いましょう。インフルエンザで死亡するリスクの高い高齢者や免疫抑制のある人にはタミフルを出しましょう。これならたとえ副作用のリスクがあったとしてもそれを上回る利益が十分に期待できるから、という意見を持ったのです。これなら、まれな副作用が起きようが起きまいが関係ない、ということになります。家で様子を見られるような元気な子どものインフルエンザにはタミフルはどのみち処方しませんから。

ただ、タミフルの副作用騒ぎが起きてから、私は患者さんへの説明をやや変えています。それは、生活指導に関することでした。

結局タミフル騒ぎで一番はっきりしたのは、「インフルエンザにかかると頭がぼんやりして、（タミフルを飲んでも飲まなくても）異常な行動を取ったりする人がときどきいる」という事実でした。それはタミフルが原因なのか、インフルエンザウイルスそのものが原因なのか、はたまた別の原因なのか、それは私にはわかりません。でも、さしあたって原因が何であれ、「異常行動という現象」には気をつけましょうね、という注意をすることはできると思いました。

だから、少し大きくなって歩けるような子どもはひとりにしないで、ちゃんと親がついていてあげましょうね、もし異常行動が起きても対応できるようにしましょうね、という生活指導を追加したのでした。

インフルエンザの薬に関しては、それ以外について私は２００５年以降、全くやり方を変えていません。別に意固地になっているわけではありません。医学の進歩は早いですから、必要ならどんどんやり方を変えていくのですが、この件に関して言うと、やり方を変える理由が思いつかなかったのです。

私の薬の出し方は、要するに「患者さんが得をするか、あるいは得をする可能性が高いか」という一点です。インフルエンザという病気があるかどうかは関係ないのです。私にとって、患者さんがインフルエンザという病気を持っているか、その薬に副作用を起こす可能性があるかどうか、そのこと「そのもの」が本質的な問題なのではありません。重要な問題は、「患者さんが得をするかどうか」「得をする可能性が高いのはどちらの選択か」。これが最も重要な命題なのです。

Use it and lose it

タミフルについて、私は「出す」「出さない」という二者対立的な議論はおかしいと思います。出すほうが得なら出し、出しても得しないか、大して得をしない場合は出さなければよいのです。

ただ、いずれにしても世界の7割のタミフルを日本で消費しまくるのはあまりにバランスが悪いでしょう。このような使い方をしていると、かえって自分たちの首を絞めてしまいかねません。なぜかというと、もう1つの問題、耐性ウイルスの問題があるからです。

感染症の治療薬にはある鉄則があります。それは、use it and lose it というものです。つまり、「使っている薬は使えなくなる、効かなくなる」という法則です。どうしてかというと、対象としている微生物が薬に対して耐性を獲得するからで、それで薬は「使えなく」なってしまうのです。

使っていると使えなくなる。なんというジレンマでしょう。

ではどうしたらよいかというと、絶対に使わなければならないときは使い、別に使わなくてもいいじゃんというときは使わなければいいのです。どうせ自然に治るような元気な人のインフルエンザだったら、「別に使わなくても」という判断は成り立つのです。そうしないと、将来耐性ウイルスが蔓延して、高齢者のインフルエンザのような命に関わる病気の治療薬がなくなってしまうのです。

ただ、患者さんが「どうしてもタミフルを出してほしい」と強く求めてこられたときは、私は「そうですか」といってタミフルを出しています。それは、医療の世界では最終的な決定は患者さんがするからなのです。私が出したポジション・ステートメントは、私の立場、意見の表明にすぎず、なんの強制力も拘束力もありません。そしてそのことはポジション・ステートメントそのものにも明記しました。

私は「5日で治る病気」が「4日で治る病気」になることは、副作用や耐性ウイルスのことを考えると、その薬効はわずかなものだと考えています。でも、私の考え方が絶対に正しいわけでもありませんし、患者さんに強制することなどできません。私は患者さんに意見の表明はできますし、医者は患者さんに意見の表明をしてもよいと思います。外来診療とは本来そういうものでしょう。しかし、私という医者は、患者さんには何も強制はできませんし、しないのです。ヨーロッパなどでは、患者がいくら求めても医者が頑として抗生物質やインフルエンザの薬を出さないこともあるようです。まあ、それも1つの考え方だとは思いますが。

倫理的問題の対立は原理的に解けない

これは、要するに耐性ウイルスという社会に対する悪影響を防ぐか、目の前の患者さんの希望を最優先するかという価値観の天秤がけの問題になります。どっちが正しいのかは私には正確にはわかりません。

実は、医療の世界では倫理的な決まりがあり、「患者さんの希望は尊重しなさい」という「患者の自己決定権の尊重」というルールがあります。でも、本当に患者の自己決定権が他の何よりも高い価値を持つものなのかどうかは検証されていませんし、実際、医療の現場では患者の自己決定権が他のすべてを凌駕するということはありません。「俺は医療にカネを払いたくない」と主張しても請求書はきますし、医療者や他の患者さんに暴力をふるうような人は病院から追い出されてしまいます。まあ、あたりまえの話ですね。

もう1つ、医療者が守らなければならない倫理的な決まりがあります。それは、「社会正義を守りなさい」というものです。つまり、有り体に言うと「悪いことはしてはいけません」ということです。

わかっていて耐性ウイルスを蔓延させることは悪いことです。それを助長する過度な抗ウイルス薬（インフルエンザの薬）の処方も社会正義に反していると言えるかもしれません。では私たち医療者は、軽症インフルエンザの患者さんが「タミフルを出してくれ」と主張してきたとき、どうすればよいのでしょうか。患者の自己決定権と社会正義、どちらが優先されるのでしょうか。

この2つの倫理的な命題。どちらが優先されるべきか、原理的な正解は存在しません。

医療倫理に関する学問は、大切にしなければならない倫理上の命題を分類し、カテゴリー化することに成功しましたが、各々の命題が対立して両立し得ないとき、どちらが優先されるべきかを絶対に教えてくれないのです。

こととしてのインフルエンザに立ち返る

では、このような医療倫理上対立する命題の問題を現場ではどのように解決すればよいのでしょう。医療現場では患者さんがいる以上、「問題先送り」という選択肢はありません。両立し得ない医療倫理の命題対立に対しては、必ずどちらかを選択するという決定をしなければならないのです（対立していない命題や、両者の妥協案といった第三の選択肢がある場合はこの限りではありません）。

私は医療倫理の専門家ではありませんから、「正しい問題の解き方」は知りません。けれども、私個人は、患者さんと話し合いをして決めることにしています。どっちが正しいのか、私にはいまのところよくわからないからです。

話があっちに行ったりこっちに行ったりしましたが、いずれにしても、症状に乏しい、あるいは症状のない患者さん全員にタミフルを処方するのは、これは患者さんにとっても利益を不利益が上回ると思いますから、やめておいたほうがよいと思います。

さらに言うと、症状の軽い、あるいはない人にインフルエンザ迅速診断キットを用いないほうがよいでしょう。どうしてかというと、たとえ検査が陽性になったとしても治療はしないのですから。検査をしてもしなくても判断が変わらないのであれば、むやみに人をインフルエンザ、あるいは病気扱いにしないで、そのままにしておいたほうがよいとは思いませんか。

さて、このような態度を取っていれば、インフルエンザを「もの」化しようとしていた流れを本来の姿、「こと」としてのインフルエンザに取り戻すことができます。インフルエンザは実在せず、私たちが認識する現象にすぎません。そして、私たちの認識のあり方は、どのように検査をしようとか、どのように治療をしようとかという戦略性・恣意性によって変わってきます。私たちの態度、立場、恣意性がインフルエンザという病気、その現象の認識のあり方を変えていくのです。私は、インフルエンザウイルスという病原体の実在については疑っていません（そこまでデカルトチックにはなれないのです）。が、インフルエンザという病気は実在しようがないのです。両者が別物だ、という事実に気がつく必要があります。

以上議論してきてわかるように、インフルエンザという病気は実在しません。インフルエンザという病気は必要と目的に応じて、医者が恣意的に切り出した現象です。その現象すらあっちへゆらゆら、こっちへゆらゆら、医者の必要と目的が変化するに任せて変化する、実に頼りないのです。変化すること。そのことそのものが悪いのではありません。でも、病気を「もの」として、実在するものと勘違いをすると、これは混乱の原因になってしまうでしょう。インフルエンザなんて実在しないんだ、恣意的に現象を切り出すだけなんだ、それで現場は特に困らない、と悟れば、患者さんも私たちももっともっと気持ちが楽になれると思います。

第5章　新型インフルエンザも実在しない

ものごとを信じ込む人は、誠実な人に敵対します。そして、誠実な人を「真理に反している」と決めつける。

F・W・ニーチェ『アンチ・クリスト』

鳥インフルエンザ、豚インフルエンザ、そして新型インフルエンザ

ちまたを騒がせている（編集部注：2009年当時）新型インフルエンザについても考えてみましょう。

この新型インフルエンザも実在しません。そのことを、これから説明しようと思います。

鳥インフルエンザという病気があります。インフルエンザウイルスというのはたくさん種類があり、実はいろいろな動物に感染を起こすことがわかっています。鳥さん、豚さん、馬さん、それに何と鯨さんにもインフルエンザウイルスは感染するのだそうです。一部のインフルエンザウイルスは複数の動物にまたがって感染しますが、多くの場合は動物特異性があって、その動物以外には感染しづらいことになっています。で、鳥に感染するインフルエンザウイルスを鳥インフルエンザウイルス、そしてそれが病気を起こすと鳥インフルエンザという病気。まあ、このように呼んでいるのですが、このウイルスは人間には病気を起こさないと考えられていました。

ところが、1997年に香港で18人が鳥インフルエンザウイルスに感染し、そのうち6人が死亡してしまうという事態が起きたのです。従来ではあり得ないと思っていた鳥インフルエンザウイルスの人への感染が確認されたのでした。

しかも、これがとても死亡率が高いのです。普通のインフルエンザでは、ほとんどの人は自然に治ってしまいます。読者の中にもインフルエンザにかかったという方がいらっしゃるかもしれません。しかし、この1997年の香港の鳥インフルエンザはなんと死亡率が30％以上。非常に死亡率が高い恐ろしいインフルエンザだったのです。

2009年9月現在で、すでに世界では440人の鳥インフルエンザのヒト患者（なんかややこしいですね）が発生しています（2009年8月31日、WHO調べ）。いまでは、人がかかった鳥インフンザの死亡率は60％くらいと言われています。ものすごい死亡率です。そもそも、鳥インフルエンザは人にはあまり感染を起こさないので、人間にはその病気に対する準備、防御機能が十分に備わっていないのでしょうね。だから、病気と闘う力が足りなくて死亡率が高いのではないか、そんなふうに理解することも可能だと思います。

60％の患者さんが死亡してしまうとは、なんとも恐ろしい病気です。ただ、鳥のインフルエンザウイルスは鳥に感染を起こしやすいですが、人にはあまり感染を起こさないので、鳥インフルエンザのヒト患者はそんなにたくさん数がいません。通常の人に感染するインフルエンザに比べれば圧倒的に患者数は少ないのです。また、このウイルスはたとえ人に感染しても、そこからどんどん他人に感染させて流行を広げる、いわゆるヒト－ヒト感染はまれだと考えられています。

しかし、もしかしたら（そう、もしかしたらですが）、将来この鳥インフルエンザウイルスが突然変異を起こして、人にどんどん感染するようなウイルスに変化するかもしれません。つまり、感染の「程度」に大きな変化が出てくるかもしれないのです。そうなったら大変です。こんなに死亡率が高い感染症がどんどん流行するのですから。

で、そのようなヒト－ヒト感染をどんどん起こすような鳥インフルエンザが「もし」出現したら、それを「新型インフルエンザ」と呼びましょうね、と専門家たちで約束してでっちあげたのです。「もし起きたら」という条件つきの仮説です。したがって、新型インフルエンザという名称が考え出されたとき、それは実在もしなければ、現象としても立ち現れていなかったのです。

さて、豚さんにもインフルエンザウイルスは感染します。特に豚は興味深い動物で、豚特有のインフルエンザウイルスだけではなく、鳥や人のインフルエンザウイルスにも感染できることがわかっていました。

このことはゆゆしき問題です。ウイルスや細菌はしばしば遺伝子の交換を行います。豚に豚インフルエンザウイルスだけ感染していればいいですが、鳥や人のウイルスが混じってしまうと、遺伝子の交換を行って新しい「新型」ウイルスができてしまうかもしれません。

事実、鳥、人、豚の遺伝子がすべて入ったウイルスは存在し、triple-reassortant swine influenza A（H1）virus と呼ばれていました（以下、私の独断でＴＲＳＩＶと略します）。これは１９９０年代から北アメリカの豚家畜で見つかっていたのでした。

豚インフルエンザウイルスにしても、遺伝子組み換えが起きたＴＲＳＩＶにしても、豚には感染しやすいですが、人にはそんなにしょっちゅう感染しませんでした。しかし、２００９年にメキシコとアメリカを中心に流行したウイルスは、人に容易に感染しやすい遺伝子変化が起きていました。これが豚インフルエンザウイルスの流行として認識されたのです。そして遺伝子が過去にない新しいものだという認識のもとで、「新型インフルエンザウイルス」と名づけられたのでした。当初は、鳥インフルエンザウイルスの突然変異、60％の死亡率を持つ怖い怖いウイルスの突然変異を想定して新型インフルエンザという存在を想定していたのですが、別のウイルスに同じ名前を付けてしまったのです。ＷＨＯ（世界保健機関）も日本の厚生労働省も同じことをやりました。これが後々、いろいろな問題の原因になってきます。

こととしてのパンデミックフルー、ものとしての新型インフルエンザ

もっと言うと、諸外国では新型インフルエンザという呼び方はあまり一般的ではありません。このような名称は日本の専売特許みたいな感じです。

ほとんどの国ではpandemic flu（パンデミックフルー）と呼んでいます。フルーというのはインフルエンザの略称です。パンデミックというのは大流行のことです。要するに、インフルエンザが大流行したらパンデミックフルーと呼びましょうね、と約束事として決めたのです。

パンデミックフルーはその名の通り「現象」です。「こと」であり「もの」ではありません。日本の専門家だけがこれを「新型インフルエンザ」という「もの」として認識してきたのでした。確かにウイルスという病原体は「もの」として実在しますが、それをそのまま「インフルエンザという病気＝現象」にすり替え、あたかも新型インフルエンザという病気が実在するかのように考えてしまったのがそもそもの間違いだったのです。この「感染症という病気＝現象」と「病原体＝もの」との混同は世界中で起きていますが、特にひどく間違えているのが日本だと私は考えています。そしてその象徴といえるのが感染症法と呼ばれる法律です。

感染症法のどこが間違っているのか

日本には感染症法という法律があります。これは、感染症という「こと」を「もの」として認識して作った悪法です。実際には「もの」でないものを無理矢理「もの」として認識するから、いろいろ困ったことになるのです。

例えば、新型インフルエンザは感染症法で、「全例」について感染症指定病院に患者を入院させなければいけないと定められていました（実は、本当はそうではないのかもしれないのですが、そのように扱われていました）。患者さんが軽症であろうと重症であろうと、ぴんぴんしていようと死にそうになっていようと関係ありません。私たち医者としては患者さんが元気かどうか、死にそうになっていないか、つまり「現象」が関心事なのですが、日本のお役人は実在しない感染症を「もの」として認識するから、こんなとんちんかんな法律を作るのです。

新型インフルエンザは、専門的にはH５N１と呼ばれるタイプのインフルエンザの変異体を想定していました。そこで、H５N１インフルエンザウイルスに対するワクチンを一所懸命に作ったり、タミフルのような薬を備蓄したりしてきたのでした。そして、新型インフルエンザの患者にはこのように対策をしましょう、と国や自治体は一所懸命ガイドラインやマニュアルを制定したのです。

ところが、2008年の段階で、すでにヨーロッパやアメリカではパンデミックフルーは現象であって「もの」ではないという認識をしていました。で、彼らの結論は「H5N1だけが大流行を起こすとは限らないじゃないか。他のインフルエンザウイルスが流行するかもしれないし、もしかしたらインフルエンザウイルスじゃないウイルスが呼吸器感染症を起こして流行させるかもしれない。そういえば、数年前にSARSという感染症が流行ったじゃないか」と考えました。

だから、「H5N1」という「もの」ではなく、「大流行」という「こと」に注目し、対応することにしたのです。したがって、咳をしていて熱が出ていて、他人に感染させて死にそうになっている患者さんがいれば対策は原則同じです。それがH5N1による感染症であっても、他のインフルエンザウイルスによる感染症であっても、あるいは別の病原体による感染症であってもほとんど同じようなプロトコルで対策をとるのです。逆に、どの病原体が原因の感染症であっても軽症であれば入院させる必要もないのです。

しかし、日本では新型インフルエンザは実在している「もの」と考えていたので、そのような対応はとれません。

さて、そこにH1N1という想定していなかった新しいウイルスの流行が起きました。日本ではH5N1のインフルエンザ「ウイルス」という「もの」のみを想定して行動計画を立てていました。それは、どんな患者がやってきても同じように入院させるいびつな仕組みでした。神戸市で見つかった新型インフルエンザ国内第1号の高校生の患者は、自宅ですでに症状が改善しているにもかかわらず、数日前に行った検査が新型インフルエンザ陽性とされたため、慌てて指定医療機関に入院となってしまいました。元気な患者をなぜ入院させるのでしょう。

これについて、「いやいや、これは感染拡大を防ぐためだ」という主張もありましたが、これも滑稽な間違いです。

感染症は自然発生しません。感染症が発症するには、必ず病原体が人間の体にどこかから入っていく必要があります。それを証明したのは微生物学の開祖と言えるフランスのパスツールでした。病原体はぽっと突然目の前に出現したり天から降ったりしてくることはなく、必ずどこかを通って私たちの体の中に入っていくのです。その道筋を「感染経路」と呼びます。

新型インフルエンザの感染経路は、くしゃみや咳のしぶきが他の人の口や鼻に入っていく経路と、そのウイルスが手にくっついたりして、それが別の人の手にくっつき、鼻や口を手で触って感染する経路の大きく2種類に分けられます。専門用語でいうと、前者を飛沫感染、後者を接触感染と言います。

くだんの高校生の患者さんは、自宅にいたのです。彼が自室でじっとしていれば、くしゃみや咳から感染する人も、彼の手を介して感染する人もゼロになります。自宅療養は強力な感染防御策なのです。

私たちは、特に検証もせずに「とりあえず入院させれば何かよいことがある」「病気になったら病院に行くものだ」と決めつけています。しかし、これは本当のことではありません。少なくとも、必ずしもそうとは限りません。

自室にいれば感染症の広がりはないのに、その人を入院させたら何が起きるでしょう。救急車に乗れば救命救急士が同乗します。くしゃみにさらされ、患者に触れれば患者から接触感染を起こします。病院の受付、看護師、医師、食事を運ぶ方や掃除をする方、たくさんの病院の職員を感染のリスクにさらします。

それに、大量の患者が出れば、当然病院職員は疲弊します。もちろん、重症の患者が出れば、がんばって歯を食いしばって治療をしなくてはいけないかもしれません。しかし、家にいてすでに元気になっている患者を定期的に診察したり、血圧を測ったり、点滴を取り替えたりする作業が、大量の患者が出る中で現場を疲弊させました。これが実際に2009年の神戸市で起きたことでした。ただでさえ現在の日本では医療崩壊が叫ばれているのに、少ない医療資源を行政の思い込みがさらに（無意味に）疲弊させたのでした。新型インフルエンザという現象を冷静に見据えていればそんな間違いはしなかったでしょうに、ウイルスという「もの」と病気という「こと」を混同させたのが、厚労省の最大の間違いだったと私は思っています。

第6章　他の感染症も実在しない

人間は、無意味とか、原因がわからないということに対して、ずいぶんと恐怖を感じるもののようです。だからついつい何かの意味づけをしないではいられない。軟膏を塗った以上、軟膏を塗ることに何かの意味づけをしないではいられない。

名郷直樹『治療をためらうあなたは案外正しい』

MRSA腸炎は実在するか

ＭＲＳＡ腸炎という疾患概念があります。これが実在するかどうかが、専門家の間で大きな議論になっています。

ＭＲＳＡというのは黄色ブドウ球菌と呼ばれる細菌の一種です。多剤耐性、すなわち抗生物質が効きにくくなっているのが特徴で、皮膚や血管、いろいろな部分の感染症を起こす、やっかいな存在です。

それが、下痢をしている患者さんの便から検出されたのでした。それでＭＲＳＡ腸炎と呼ばれるようになったのです。

でも、これは悪しき三た論法の応用編のような気がしなくもありません。腸炎があった、ＭＲＳＡが見つかった、だからＭＲＳＡが腸炎の原因だ、と。本当にそれでいいのでしょうか。

日本以外の国では、多くの（すべてではないにしても）ＭＲＳＡ腸炎は、実はＭＲＳＡ腸炎ではなく、偽膜性《ぎまくせい》腸炎という異なる病気を見誤ったのではないかと考えられています。偽膜性腸炎というのはディフィシル菌という菌が起こす腸炎です。ディフィシルというのはフランス語の difficile、英語で言う difficult、つまり難しいという意味です。何が難しいかというと、検査で見つけることが難しいのです。

偽膜性腸炎は抗生物質を投与されている患者さんにしばしば起こります。腸の中はばい菌だらけで、いろいろなばい菌が住んでいます。そうした人が抗生物質を飲むと、腸の細菌は死んでしまいます。でも、耐性菌は生き残ります。そう、ＭＲＳＡのような耐性菌が。だから、培養検査をするとＭＲＳＡが見つかるわけです。

で、その人がディフィシル菌による偽膜性腸炎になったとしましょう。便の検査をしても、ディフィシル菌は検査で見つけることが難しい菌でした。だから、患者さんの便を検査しても見つからないことも多かったのです。ディフィシル菌はそこにいるのに、見つからない。ＭＲＳＡのような抗生物質の効かない耐性菌だけが検査で見つかります。ＭＲＳＡはとても耐性が強いので、しばしば見つかるのです。それで、「ああ、ＭＲＳＡは抗生物質を飲んでいる患者さんの便からよく見つかるなあ。これが腸炎の原因か。ＭＲＳＡ腸炎と呼ぼう」と医者は認識したのでした。これがＭＲＳＡ腸炎と呼ばれる現象の大多数の場合の説明であろうと思います。

厳密に言うと、ＭＲＳＡそのものが原因で腸炎を起こすことはあるかもしれません。たぶん少数の患者さんの中には「本当の」ＭＲＳＡ腸炎、ＭＲＳＡが原因の腸炎もあるように思います。ただ、便からMRSAを検出するだけでは、病気であると証明はできないのです。私たちは、三た論法で腸炎の患者さんの便からMRSAが見つかった、だからこれはMRSAによる腸炎である、と即断してはいけないのです。

微生物が病人から見つかったからといって、その微生物が感染症の原因と決めつけてはいけないというのは昔から言われていた警告でした。

微生物界の歴史的巨人、ロベルト・コッホは、微生物が病気の原因であると認識するために以下の条件が必要だと言いました。これを現代では「コッホの原則」と呼んでいます。

コッホの原則

1 ある一定の病気には一定の微生物が見いだされること。
2 その微生物を分離できること。
3 分離した微生物を感受性のある動物に感染させて同じ病気を起こせること。
4 そしてその病巣部から同じ微生物が分離されること。

MRSA腸炎で言うと、これはコッホの原則の1と2は満たしていますが、3と4は満たしていないのです。ですから、必ずしもＭＲＳＡが腸炎の原因だと断定したり、ＭＲＳＡ腸炎という病気が存在すると断言したりすることはできないのです。

同様に、最近、ＭＲＳＡが体内から見つかった患者さんで腎臓が悪くなる人がいて、ＭＲＳＡ腎炎という病気として認識されています。ただ、これも本当にＭＲＳＡが病気を起こしているかどうかははっきりしていません。日本からの報告がやたら多いのですが、日本の三た論法で、見つかった、だから病気とされている可能性もあります。

私個人は、ＭＲＳＡ腸炎やＭＲＳＡ腎炎という病気の存在そのものを否定するわけではありませんが、病気を病気と呼ぶには慎重な態度が必要です。少なくとも、微生物が患者さんから見つかったという程度のあやふやな根拠でもってそれを原因と呼ぶのは危険だと思います。

コッホの原則も答えのすべてではない

先に紹介したコッホの原則は、感染症の原因微生物を特定するのに十分な条件ですが、必ずしもいつも使える条件とは限りません。コッホは炭疽《たんそ》菌という細菌でこれを実験的に証明したのですが、実は炭疽菌はこの条件を満たせる便利な（そしてまれな）微生物だったからOKだったのです。実際にはコッホの原則を満たさない感染性微生物もたくさんあるのです（後でそういうことがわかってきました）。コッホが自分の原則の確立に炭疽菌を使ったのは、ラッキーだったのですね。

例えば、人に病気を起こすからといって、実験動物で病気を起こすとは限りません。また、感染して、そのほとんどが病気を起こせば、証明は簡単ですが（例えば抗体のない人に対する麻疹《ましん》や水痘《すいとう》）、感染しても病気を起こさないことが大多数だったりすることもあります（例えば結核）。だから、ある微生物が病気の原因かどうかを証明することはとても難しいのです。

G型肝炎ウイルスというウイルスがあります。肝炎を起こすウイルスは現在では大きく分けるとA、B、C、D、Eの5種類だと言われています。当初、肝炎の患者さんからG型肝炎ウイルスが発見されたので、「これが肝炎の原因か」と思われていたのですが、後にこれは肝炎を起こさないとわかりました。たまたま肝炎の患者さんから見つかっただけなのです。また、Gの前にはF型肝炎ウイルスというのも報告されましたが、こちらはウイルスの存在そのものが確立されていません。

このようにある微生物が体の中から見つかっても、それが病気を起こしているとは限りません。微生物という実在物と病気という現象は区別して考えるべきで、微生物が病気という現象の原因になっているかどうかは、非常に厳密な検証を必要とするのです。

ここまで、感染症という病気が実在しない、恣意的に規定された「こと」にすぎないことを、いくつかの実例を挙げて示してきました。それでは、感染症以外の病気についてはどうでしょうか。やはりこれらも実在しない、というのが私の考えです。次章ではこれらについて考えてみることにしましょう。

第7章

メタボ、がん……
感染症じゃない病気も実在しない

客観性を基準にする限り科学と迷信は区別できない。

池田清彦『構造主義科学論の冒険』

生活習慣病は実在するか

結核、インフルエンザ、鳥インフルエンザ、新型インフルエンザのような感染症を例にとって、感染症とは実在しない現象にすぎない、という話をしてきました。実は、これは感染症だけの話ではありません。すべての病気は「現象」にすぎず、病気は実在しないのです。

例えば、糖尿病、高コレステロール血症、高血圧なんていう病気があります。いずれも「生活習慣病」と呼ばれる病気です。

糖尿病には1型と2型があります。1型は重症型の病気で、膵臓からインスリンというホルモンが作られなくなってしまいます。血糖値が上がり、糖分を含んだ尿が盛んに出るので脱水を起こします。それで口が渇く。これが古典的な糖尿病という「現象」です。従来、糖尿病というのはこのような現象として捉えられていました。

しかし、現在、糖尿病の大多数の患者さんは、重症型の1型ではなく、比較的軽症の2型の糖尿病を持っています。そして、糖尿病患者さんの大多数は全く痛くもかゆくもない、無症状の人たちなのです。血液検査をしないと糖尿病とは認識されません。昔と違って、糖尿病という病気は「ほとんどの場合は、初期は無症状」ということになりました。現象の捉え直しが起きたわけです。

同じように、ほとんどの高血圧の人や高コレステロール血症（最近は脂質異常なんて呼び方をします。病気の名前はしばしば恣意的に変更されます）の患者さんも、全く症状を持たない人たちです。で、血圧を測ったり、血液検査を行ったりして初めて病人だと認識されるのです。糖尿病、高血圧、高コレステロール血症。これらの現象は、昔は成人病と呼ばれていました。これが後に生活習慣病と名前を変えました。生活習慣に原因が多く帰されると考えたため、名前を変えたのでした。でも、これも程度問題で、生活習慣病と呼ばれる病気だからといって、すべて生活習慣にその原因が帰されるわけでもないのです。だいいち、ほとんどの病気は何らかの生活習慣をその遠因に、少なくともその一部に持っています。例えば、梅毒のような性感染症はセックスという生活習慣が原因の一部になっていますが、決して生活習慣病とは呼ばれないのです。専門家の恣意性が、セックスという生活習慣を生活習慣病のカテゴリーに加えさせなかった、ただそれだけの話なのです。

確かに、糖尿病は恐ろしい側面を持っています。糖尿病があると、「将来」失明したり、腎機能が悪化しておしっこができなくなったりします。おしっこができなくなると体の老廃物が体外に出せなくなって、そのままだと死んでしまいます。透析治療といって、腕やお腹から老廃物を取り除く治療をしなければいけません。また、神経症といって、足の感覚が麻痺して腐ってしまい、足の切断を余儀なくされることがあります。心筋梗塞や脳卒中のリスクも高いのです。そう、糖尿病という現象にはとても恐ろしい側面がある。

でも、糖尿病そのものは本当に「実在」する病気なのでしょうか。

全く症状がなくて、血液検査（など）が異常なだけ、というのが糖尿病の方の大多数のパターンです。で、検査の異常がある、ということがそもそもは病気なのでしょうか。

はい、病気です、と医者は「定義」しました。それは恣意的に行われたのです。さらに、糖尿病ほど血糖値は高くないけれど、少しだけ血糖値が異常な状態に対して「耐糖能《たいとうのう》異常」という新しい名前を付けました。これらもすべて恣意的な判断です。

それが恣意的である証拠に、日本と外国では糖尿病の診断基準が異なるということがあります。糖尿病の検査にヘモグロビンA1C（エーワンシーと呼びます）というのがあります。これを日本では糖尿病の診断に用いますが、アメリカでは用いません。

病気が実在するものであれば、こんなへんてこなことは起きるはずがありません。日本の糖尿病とアメリカの糖尿病の認識の仕方が異なるのは、それはあくまで病気は実在せず、現象として認識されるからなのです。現象を恣意的に名づけているからこそ、「うちの糖尿病」と「あちらの糖尿病」と異なる定義で押しても大丈夫なのです。

同様に、高血圧、高コレステロール血症なども、みな症状がないのに病気だと恣意的に決めつけられました。その扱いや診断基準も各国様々です。

もちろん、糖尿病、高血圧、高コレステロール血症といった病気が恣意的に定義され、名づけられたということそのことが、いけないのではありません。「俺、高血圧だと先生に言われたけど、あれはインチキだったの?」というわけではないのです。

症状がない現象でも病気と名づけましょうね、というコンセンサス、約束事がなされているということ。そしてそれこそが病気の本質であり、何かの病気という実態があるわけではないこと。このことが了解されていればよいのです。それを何か実在する「もの」のように捉えてしまうと、いろいろ困ったことが起きてしまうのです。

メタボも実在しない

そして、恣意的に規定された、実在しない約束事としての病気の最たるものはメタボ、そうメタボリック症候群です。内臓脂肪蓄積、高コレステロール、高血糖、高血圧のある状態で、これが将来の心血管性疾患、脳卒中のリスクが高いので「病気」と認定されました。これは病気の発見というよりも、まさに「認定」と呼ぶのがふさわしいのではないでしょうか。

メタボリック症候群の概念のあり方については、専門家の間でも意見が割れ、その概念のありようは右往左往しました。

例えば、腹囲を何センチにするのか、男はどうか、女はどうかと散々議論が重ねられました。結局、国際的には腹囲を基準にしないことになりました。ところが、日本では「いやいや、腹囲を計測することは正しいことだ」と腹囲の計測を診断基準に残しました。さらに、アメリカ糖尿病学会とヨーロッパ糖尿病学会は、どの診断基準も問題であり、人々にメタボリック症候群というレッテルを貼ってはいけないとちゃぶ台をひっくり返し、根底から前提を覆すようなことを言い始めました。この病気の周辺はとても混乱しているように見えます。では、日本と外国、どちらの考え方が「正しい」のでしょうか。

それについても、実はあまり悩む必要はない、と私は考えます。こう考えてみてはどうでしょうか。病気はすべて人によって恣意的に定義され、名づけられた現象にすぎず、実在するわけではないのです。メタボリック症候群も当然実在せず、世界や日本の医者たちが集まって恣意的に名づけた概念にすぎません。だから、診断基準が国によってまちまちだったり、ある基準では病気と認定される人が別の基準ではそうではなかったりという一見奇異な現象も全くあたりまえのように起きるのです。その国の医者たちの恣意性が、それだけが病気を規定しているので、病気という実在物、「もの」があるわけではないからです。メタボリック症候群という病気が実在しないという事実を理解すれば、各国で診断基準が異なるのは、ある意味あたりまえなのです。

もっとも、世の中の人が同じ言葉を異なる意味で使っていれば、大抵の場合不便ですよね。だから、病気の名前は国際的に統一するのが望ましいと思います。これは「正しい、正しくない」という基準ではなく、「便利か、そうでないか」という観点からそうなのです。このような「何を目指しているのか」「目的は何なのか」という根源的な問いに立ち返り、そこから逆算してあるべき態度や考えを導き出していくのも構造構成主義的な思考過程だと私は思います。構造構成主義では、「正しい」「正しくない」といった二項対立的な物事の判断をせず、「どういう観点から」という異なる問いの立て方をするのです。

メタボリック症候群でも、国際基準が正しくて日本が間違っているとか、あるいはその逆だとか散々に議論されていますが、そんなものはすべて恣意的に決められるものなので、どちらが正しくてどちらが間違っているという観点からは議論のしようがありません。自分でルールを作ったスポーツをするようなもので、そのルールが正しいと信じる人たちの間ではそれは正しく、そうでなければ間違いなのです。例えば、WBCとかWBAとか、所属する協会によって若干、ボクシングのルールが異なるのと全く論理構造は同じです。

メタボリック症候群を病気と認識するか、そうしないかは各人の自由だと思います。まあ、比較の観点から言うと、日本だけで独自の基準を決めると他国の人との比較ができないですから、いろいろ不便なんじゃないかとは思いますが。こういうときは国際的な統一基準を作ったほうが医学的な目的に、より合致していると思います。「どっちが正しいか」という観点からメタボを議論しても仕方がないのですから、このような実利的な観点から検討したほうがよかったんじゃないかと私は思います。

さて、私が問題だと思うのは、メタボリック症候群の診断基準があいまいであるということそのものではありません。問題なのは、このような恣意的に作られた現象にすぎないメタボリック症候群の健康診断を特定健診制度のもとで義務づけてしまったことでしょう。しかも健診を受けないことについて、ペナルティがついているという恐ろしさです。メタボリック症候群をどのように捉え、どのように理解し、どのように対峙するのかは各人各様でよろしいかと思いますが、義務化してしまうことであいまいな現象にすぎないメタボリック症候群に対する態度ががちがちに規定されてしまうのです。これはありがた迷惑、余計なお世話、というものでしょう。新型インフルエンザのときも、臨床現場のしなやかさを知らない官僚が、がちがちに診療のあり方を規定し、大混乱を招きました。同じようなおせっかいな姿勢が私たちを困らせているのですね。ある現象の認識のありようは、各人の関心から1人ひとり決めていけばよいだけの話なのですが。

健診によって医療費の削減を目指したい、そんな意見もあるようです。しかし、人間が健康になって長寿になったことで医療費が抑制されるという証明は世界の誰も行っていません。そもそも、メタボ健診が健康を増進する、なんていうデータも明快には示されてはいないのです。

そして、百歩譲ってメタボ健診が日本人をさらに長寿にしたところで、長寿になればその分病気になるチャンスが増しますから、むしろ医療費は増加するかもしれません。メタボ健診にも何らかの長所はあるかもしれません。しかし、何事も長所だけの存在などはあり得ず、必ず欠点と背中合わせです。そのようなメタボ健診を義務化する根拠は全くないのです。

メタボそのものが健康に悪影響を与えるであろうことは、たぶんあるのでしょう。だから、もちろん自ら検査を受けたい人は受ければいいでしょうし、調べたい人は自由意志で調べればいいですし、あるいは医者のほうでもメタボの検査を支援してもよいでしょう。意見や態度の表明は各人の自由だと思います。でも、こうした恣意的な現象にすぎないメタボリック症候群の検査を義務づけてしまうのは、明らかに行政の越権行為だと思います。役人の支配志向、コントロール願望がもろに出た誤った判断だと私は思います。

精神病も実在しない

精神疾患と呼ばれるものも実在せず、みな現象にすぎません。すべて、恣意的に定義され、決定された現象です。

統合失調症と呼ばれる精神科の病気があります。これはかつて精神分裂病と呼ばれていました。しかし、精神分裂病では聞こえが悪いので統合失調症に名前を改められました。「統合が失調する」という統合失調症だったら大丈夫な名前という発想も、私にはよくわかりませんが……。

不安障害、うつ病、躁《そう》病なども、「そういう症状をうつ病と呼びましょう」「こういう人がいたら躁病という病名を付けましょう」といった約束事で決めた恣意的な取り決めにすぎません。

「いやいや、抗うつ薬という薬があって、うつは治るから、うつ病は実在する病気だ」という主張もあるかもしれません。けれども、薬物を投与すれば人間の体や精神に変調が起きるのはあたりまえで、そのような変化は病気でない（と認識された）人でも、病気になった（と認識された）人でも同様に起きます。だから、薬物療法で何かが起きた（例えば、病気が治ったと見なされる現象が起きた）ことは、病気の実在を証明しません。

最近、ディスサイミアという病気が注目されています。割と元気な軽症型のうつ病で、仕事はできないくらいつらいんだけど、夜のコンパは大丈夫……こんな感じで紹介され、議論の的となったようです。アメリカでは昔からディスサイミアという病気は「認識されていた」病気でした。

ディスサイミアも恣意的に決められた病気です。精神科の病気は、アメリカではＤＳＭ（精神疾患の診断・統計マニュアル）という分類があって、これで病気を認識するというルールが決まっています。ディスサイミアですと、以下の通りです。
Ａ　抑うつ気分がほとんど1日中存在し、それのない日よりもある日のほうが多く、患者自身の言明または他者の観察によって示され、少なくとも2年間続いている。

B 抑うつの間、以下のうち2つ、またはそれ以上が存在すること。

1 食欲減退、または過食。

2 不眠、または過眠。

3 気力の低下、または疲労。

4 自尊心の低下。

5 集中力の低下、または決断困難。

6 絶望感。

C この障害の2年の期間中（小児や青年については1年間）、1度に2か月を超える期間、基準AおよびBの症状がなかったことはない。

D この障害の最初の2年間は（小児や青年については1年間）、大《だい》うつ病エピソードが存在したことがない。すなわち、障害は慢性の大うつ病性障害または大うつ病性障害、部分寛解《かんかい》ではうまく説明されない。

ただし、気分変調性障害が発現する前に完全寛解しているならば（2か月間、著明な徴候や症状がない）、以前に大うつ病エピソードがあってもよい。さらに、気分変調性障害の最初の2年間（小児や青年については1年間）の後、大うつ病性障害のエピソードが重複していることもあり、この場合、大うつ病エピソードの基準を満たしていれば、両方の診断が与えられる。

E　躁病エピソード、混合性エピソード、あるいは軽躁病エピソードがあったことはなく、また気分循環性障害の基準を満たしたこともない。

F　障害は、精神分裂病や妄想性障害のような慢性の精神病性障害の経過中にのみ起こるものではない。

G　症状は物質（例えば、乱用薬物、投薬）の直接的な生理学的作用や、一般身体疾患（例えば、甲状腺機能低下症）によるものではない。

H　症状は臨床的に著しい苦痛、または社会的、職業的、他の重要な領域における機能の障害を引き起こしている。

何か細かい分類をしているので、すごく科学的に見えますが、恣意的に作られたものにすぎないので、細かかろうと大ざっぱであろうと、それは関係なくて、単なる現象を言い表したものにすぎないのです。そもそも、2か月とか1年間とか数字が書いてありますが、生物学的な現象である病気が2か月なんて社会的な数字を認識するわけがないのです。社会的な存在である人間が「2か月にしましょう」と取り決めたのにすぎないのです。

また、社会的、職業的、機能の障害とありますが、社会や職業によってその症状はばらばらですから、これも大ざっぱなコンセンサス・ステートメントにすぎません。だから、あまり目くじらを立てなくてもいいのです、と考えてもいいのではないでしょうか。

うつ病は、昔は「さぼりがちな人」として多くの人から認識され、病人とは認識されていませんでした。ディスサイミアの人もたぶん怠け者として認識されてきたのが、最近は病気という新たな認識がなされてきたのです。

断っておきますが、私はうつ病やディスサイミアは病気でないとか、あれはやっぱり怠け病だとか、そういう主張がしたいのではありません。それは恣意的な認識なので、みなが「病気にしましょう」というコンセンサスを得ていれば、それで結構なのでしょう。ただ、うつ病という実在物があって、そうである人とそうでない人とを竹を割ったようにぱっかり分けられるわけではないのです。ある人が病気であるかそうでないかは、恣意性が規定しており、それに基づいて認識されるのです。科学的な事実といったものが病気とそうでない人を規定しているわけではないと思います。

パーソナリティ障害という病気があります。これは人格障害と呼ばれてきましたが、「人格」が「障害」だときつい言い方になるので、カタカナにしてやわらかい表現にしました。要するに人格が障害されているので、とても性格が悪いと認識される状態を言います。これにパーソナリティ障害という病名を付けて再認識したのでした。

よく「パーソナリティ障害は本当に病気なのか」という議論が行われますが、不毛な議論です。なぜなら、世の中に「本当の病気」なんて存在しないのであって、みんなが「病気と呼びましょう」というコンセンサスを持てばそれは病気ですし、そう認識しなければ世の中には病気はひとつも存在しなくなるのです。「パーソナリティ障害という現象があれば病気と認識しましょう」とみんなが考えれば、それは病気なのです。

和田秀樹氏の『精神科医は信用できるか』という本で、相撲取りの朝青龍が「心の病」になったとき、3人の精神科医の付けた診断名がみんな違っていた、というエピソードが紹介されていました。それは、1人の精神科医が正しくて他の2人が間違っている（あるいは3人とも間違っている）わけではなくて、現象たる朝青龍の症状をどのように名づけるか、その名前の付け方が異なっていただけなのです。病気が実在せず、病気と認識する現象があるだけであると理解すれば、このようなことは全然不思議でもなんでもなくなるのです。

ドストエフスキーの小説などを読むと、昔は「狂ってしまう」「憑きものが付く」「おこりがおきる」人が日常的によく見られたようです。亀山郁夫氏訳の『カラマーゾフの兄弟』の解説文を読むと、そうした現象は「神がかり」と呼ばれて、むしろ信仰の対象にすらなったようです。

こうした現象の現代的な説明としては、いまで言う統合失調症（昔の精神分裂病）だったのかもしれませんし、てんかん発作を指していたのかもしれません。あるいは神経梅毒だったのかもしれません。向精神薬や梅毒治療薬、精神科の入院病棟が「狂気」を非日常とし、許容できないものにした、信仰の対象ではなく病気として扱うことに決めた、こういう可能性は十分にあると思います。精神の病の恣意性については、私の駄文よりもフランスの哲学者、ミシェル・フーコーの数々の著書に、より深い議論があります。

梅毒で思い出しましたが、梅毒はトレポネーマというばい菌が起こす感染症です。ペニスや女性の陰部に潰瘍《かいよう》を作ったり、熱や発疹の原因になったり、神経を侵して麻痺やけいれん、認知症（のような症状）の原因になったりします。ただ、全く症状のない梅毒患者もいて、そういう人たちは「潜伏梅毒」として治療します。潜伏梅毒も血液検査で梅毒菌を体に持っていることがわかった（認識された）ことから作り出された病気で、それ以前にはそのような概念はなかったのです。潜伏結核や高血圧、糖尿病と全く同じ構造で潜伏梅毒という病気が作られたのでした。

腫れ物、がんなら実在するか

では、実際に目に見える病気、例えば腫れ物やでき物はどうでしょう。例えば、がんです。

日本人の死亡原因で最も多いのが、がんです。

がんというのは、もともと「でき物」ができて死んでしまう病気でした。そういう「現象」をがんと呼んでいたのです。

ところが、病理学が発達し、がんのでき物ががん細胞からできていることが顕微鏡で確認されるようになりました。そしてそれが、いつのまにか、「がん細胞が確認されること」ががんという病気だと認識される、いわば逆転現象が起きてしまったのです。かつてはでき物ができて苦しくて、痛くて、やせこけて死んでしまうような人が「がん患者」であったのですが、そうではなく、全く症状のない人でも体からがん細胞が見つかれば「がん」という病気である、というように置き換えられてきたのでした。

そこで、がんを見つけてやろう、がん細胞を見つけてやろう、できるだけ早く見つけてやろう、そしてでき物が大きくならないうちから取ってしまえば、がんという病気を克服できるのではないか……こんな考えが出てきました。がんが小さいうちに見つけて取ってしまえばがんは克服できるのではないか、というのは素朴に考えると理にかなった方法のように思えます。

そこで出てきたのが「がん検診」です。がん検診は、がんという病気、がんという現象がいつのまにか「がん細胞の発見」に、つまり現象を「もの」として認識するように価値や意味の変換が行われた結果、生じた戦略だったのです。

ところが、このようながん検診の考え方に異を唱える人たちが出てきました。日本でもっとも有名なのは『患者よ、がんと闘うな』という強烈なタイトルの本を書いた近藤誠氏です。

近藤氏の論点で一番素晴らしかったのは、「がん細胞が見つかったからといってがんという病気にならない（こともある）」という一点を看破したことでしょう。さらに、「がん検診をしても患者の寿命が延びたりしない（こともある）」ことも指摘しています。

例えば、胃がん検診が患者の寿命を延ばした、厳密に言うと胃がん検診を受けた人と受けなかった人では寿命が違い、検診を受けたほうが長生きできる、というようなデータは存在しません。肺がんについてもしかり、脳腫瘍（脳のがん）についても同様です。ですから、これらの検診は本当に意味があるのかは、議論の余地があるのです。

こうした事実はすでにアメリカなど諸外国では知られていたのですが、日本ではこのようなコンセプトは長く理解されてきませんでした。例の三た論法に則って、検診した、がんが見つかった、取って治った（だから効いた）という素朴な理屈を信じる医者が日本には多かったためです。それで、近藤氏と日本のがん専門家は長い間論争を繰り広げたようです。当時の医者の多くは、「治る人もいるから治療すべきだ」という観念からひとつも逃れられなかったようで、「では、治らない人もいるので、治療しないという選択肢もあるはずです」という発想はあまり生まれなかったわけです。そういう可能性が広げられた、「治療しないという選択肢」という発想を与えた、といった点だけでも近藤氏の功績は大きいでしょう。

現在では、「がん細胞が見つかったからといってがんになるとは限らない」（いわゆるがんもどき理論）という点に関しては、ほとんど異論はないと思います。例えば、早期胃がんを放っておいても3割程度の人はそのまま早期がんのままなのだそうです。また、「がん検診をしても患者の寿命が延びるとは限らない」という点についても理解は深まってきたと思います。

近藤氏の本は、病気があれば（病気と認識すれば）治療するという一律的な判断に疑問を呈したという意味で、画期的だったと思います。

目に見えても実在しない

さて、がんという病気は実在しない、あれは規定された現象である、という話をしています。

もちろん、がん患者さんの体を探せば、がん細胞はそこにあるでしょう。でも、それががんという病気として認識されるためには、検査が行われなければなりません。検査をしてがん細胞が認識されても、それが将来病気になるのかどうなのか、正確に区別することはできません。私たちにできるのは、確率論的に予測することだけなのです。がんもどきという状態でそのままかもしれませんし、どんどん大きくなって病気を起こすかもしれません。がん細胞という「もの」の存在は、がんという病気とは同義ではないですし、それを保証もしないのです。ですからあくまでがんという病気は現象として認識されるだけで、それは実体としては存在しないのです。そして、その認識のされ方は各人各様の目的・関心に応じた形で恣意的に行われるしかないのです。

「はっきり目に見えるでき物になれば、それは実在するがんでしょう」と主張する人も出てくるかもしれません。でもそれも程度問題にすぎず、やはりがんという病気そのものは現象として認識されるだけで実在しないのです。なにしろ、がん細胞という実体があるだけでは不十分なのですから。でき物は実在するかもしれませんが、それががんという病気（という現象）とは必ずしも同義ではないのです。

第8章

関心相関的に考える

「方法」というのは「手段」にほかならないわけだけど、それが優れたものであればあるほど、ユーザーはそれを万能であるかのように思い込んでしまって、方法を遵守することそれ自体が自己目的化してしまうというパラドクスがある。

西條剛央『ライブ講義　質的研究とは何か　SCQRMアドバンス編』

人の死亡率は100%

カプランマイヤー・カーブというものがあります。縦軸に生存者、横軸に時間をおいたグラフなのですが、例えばがんの患者さんが時間が経つにしたがってどんどん死んでいきます。それで、カーブは右へ行けば行くほど（時間が経つほど）下がっていくのです。生存曲線とも呼ばれます。このカーブは治療法の評価にも使うことができます。ある治療をし、それが効果的であれば、患者さんは「死ににくく」なりますから、曲線は緩くなります。右に行っても（時間が経過しても）、カーブは下がらなくなっていくのです。

さて、がん患者のカプランマイヤー・カーブを見ると、時間が経つにつれてどんどん下がっていきます。がんというのは、いまも昔も死にやすい病気なのです。しかし、ずっと下がっていくとだんだんカーブの傾きは緩やかになっていきます。そしてこのカーブを見ていると、ずっと伸びていってゼロにならないこともあります。何年も生きている人も、少数ですがいるのです。

もちろん、これを何十年も追跡し続けたら必ず縦軸（生存者）はゼロになってしまいます。でも、それはがん患者に限ったことではないのです。すべての人はいずれは死んでしまいますから（死亡率100%）、ずっとずっと時間をかけて追跡していけば最終的には生存者がいなくなるのは、あたりまえのことなのです。

というわけで、同じ病気を持っていても、実は数か月で死んでしまう人もいれば、がんというでき物があるにもかかわらず何年も生きている人もいます。カプランマイヤー・カーブを見ていると、そういうことがわかってくるのです。両者は同じ病気と医学的には認識されていますが、見方によっては別物と捉えることも可能でしょう。だって、患者さんの立場から見たら、そこに大きさ何センチのでき物があるということで同一視されるのではなく、「1か月で死んでしまう病気」なのか、「3年生きられる病気」なのかを区別してほしいと思うだろうからです。患者さんの目から見ると、両者は全く別物と捉えるのが自然な考え方でしょう。でも、医者の立場から見ると、両者は同一の病気で、あくまでも、がんの大きさや広がり方が大事です。そして、その「同一」のがんがすぐに死んでしまうか、ある年月生きる病気であるかは、これは「確率の問題」として扱われるのです。ようするにサイコロを振るようなもので、医者が同じ病気と認識した現象が、すぐ死んでしまう結果をもたらすのか、長い間生きるようになるのかは、完璧には予測できません。

よく平均余命などと言われることがあります。がんの「あとどれくらい」生きられるか、という数字です。でも、この平均余命という数字は平均値やそれに類似した概念で表現されるものにすぎません。例えば、余命6か月と言われた場合、それは、100人の似たような患者さんで平均値が6か月という意味にすぎないのです。

クラスの数学のテストで平均点が77点だったとしても、実際に77点をとる人はほとんどいません。平均値どんぴしゃり、というのはむしろまれな事象かもしれません。本当は、「1か月から15年の間のどれか」というのがより正確な言い方かもしれませんが、ほとんどの人には（確率論や統計学のトレーニングを受けていない人には）そんな言い方をすると余計にわからなくなってしまいます。

いずれにしても、がんは「がん細胞がある」「具体的なでき物がある」「どのくらい生きる」など、それぞれの目的と関心に応じていろいろに区別、分類、切り分けることができます。それらはすべて恣意的なものにすぎません。

恣意性を認め、主観を容認する

ところで、がん治療のカプランマイヤー・カーブを見ていると、興味深いことに気がつきます。

抗がん剤にしても放射線治療にしても、手術にしても、治療効果が「エビデンスとして証明された」と主張されることがあります。治療効果があると証明されたというのは、大抵そういうことを言います。カプランマイヤー・カーブが、治療した人たちとそうでない人たちでは同じカーブにならないのです。治療群のカーブはなかなか落ちてこないのです。そのような「エビデンス」を示した論文では、治療行為を行った群に比べて治療行為のない群のカーブは急峻で、どんどん下がっています。

けれども、両方のカーブの差を見ると、たったの1か月程度だったりするのです。この「1か月」生存期間が延びたという事実をもって（あくまで平均値ですが）、私たちは「治療効果のエビデンスを得た」という表明を聞くのです。

もちろん、すべてのがんがそうではありません。最近は、本当の意味で「治癒」してしまい、がんという診断を受けてから何十年も生きている患者さんも増えてきました（ただし、そうしたがんは本来進行しないがんもどきで、無駄な治療を受けている、という反論もあるかもしれません）。その一方で、「標準的」で「エビデンスのある」治療と呼ばれているものが、その実、ほんの数か月の単位でしか余命を伸ばさないことが多いのもまた事実です。そのことにどのくらいの意味があるのか、私にはわかりません。でも、たぶん患者さん1人ひとりによってその数か月のもたらす意味は異なるとは思います。

ですから、がんの専門家にできることは、そのデータを開示することだけだと私は思います。その治療効果の「価値」を決めるのは、患者さん自身にほかならないのでしょう。私個人は、1か月余命を延ばす治療を受けるために入院したりお金をかけるくらいなら、好きな本を読んだり、好きな人と映画を見て、おいしいご飯やお酒を楽しむかもしれません。多くの医者は、特に日本の医者はそうは考えないかもしれません。何もしないよりは何かしたほうが医者らしい態度かもしれませんし、何もせずにあきらめるのは敗北主義的かもしれません。もしかしたら、私の態度はあまり医者っぽくないのかもしれません。でも、医者が医者っぽくなければならない根拠も特にないのです。

がん検診は無意味ではない

さて、近藤誠氏はがんもどき理論を見事に唱えましたが、その一方で、「がん検診は無意味」と主張してきました。がん検診が患者の総死亡率を低下させていないから無意味だというものです。

がんを全例治療しなくてもよいという近藤氏の主張には共感した私ですが、「がん検診が全く無意味」という結論になるかというと、それはどうかなとも思います。

最近、『がん検診の大罪』（岡田正彦氏）や『治療をためらうあなたは案外正しい』（名郷直樹氏）など、やはりがん検診の価値について疑問を投げかける本が相次いで出版されています。私自身はこれらの本をおもしろく読みました。私もがん患者さんをたくさん診ていますが、がん検診や治療そのものに対しては専門家ではないので、これらの本に示されているデータの多くは私にとって耳新しいものでした。素朴に行っていた大腸がん検診や乳がん検診も、患者さんの死亡率の低下に寄与するところは思ったほどないんだなあ、という気づきもありました。

ただ、その後はちょっとひっかかるところもあったのは事実です。本当にがん検診は無意味なのでしょうか。それとも価値のあるものなのでしょうか。

それは、各人の価値の持ちよう、、、に関わっていると思います。

岡田氏はこう主張します。「（子宮がん検診は子宮がんによる）死亡率を減らすことができても、総死亡率を減らすほどの効果はない」（前掲書１８９ページ）。だから、がん検診は無意味だと。近藤氏も同様の主張をしています。これは、「総死亡率を下げなければがん検診の価値はない」という主張と換言することができるでしょう。

そうでしょうか。私はがんの専門家ではありませんから、１つひとつの論文のデータを正当に吟味する能力はないかもしれません。しかし、ある主張の論理構造の問題は指摘することは可能でしょう。「総死亡率が下がらなければ検診は無意味」という言説そのものを考えてみましょう。これは本当なのでしょうか。これは科学的な事実というよりある種の価値観、態度を表しているように見えます。したがって、この言説に賛成したり反対したりすることは可能だと思いますが、正しいか、正しくないかという観点から議論することは不可能なのではないでしょうか。

例えば、世の中には「子宮がんにだけはなりたくない」と思っている人がいらっしゃるかもしれません。そういう人にとっては子宮がん検診は価値があるのではないでしょうか。総死亡率が下がるかどうかは、岡田氏や近藤氏が個人的に抱いている価値観の問題であり、そんなことは検診を受ける当事者が決めればいいだけの話だと私は思います。構造構成主義的に言うと、関心相関的に、がん検診に意義は見いだされたり、見いだされなかったりするのだと思います。

子宮がん検診はそれほど痛くない検査ですし、放射線曝露もありません。ただ、プライベートな場所を他人にのぞき込まれ、膣に医療器具を入れられるなど、愉快でない検査であることも事実です。しかし、がんにどうしてもなりたくない、早く治療を受けたいという価値が強ければ、そういう不愉快さも許容されるかもしれません。両者の利益と不利益をどう捉えるかは、それはその人の自由なのではないかと思います。

総死亡率を減らさないとダメなのか

「総死亡率を減らす」というキーワードには実は注意が必要です。

例えば、スカイダイビングをする人がいますね。日本のスカイダイビングの競技（？）人口を私は知りませんが、野球やサッカーと違ってそんなに大勢はいないと思います。まあ、例えば仮に50人くらいとしましょうか。

さて、彼らはダイブするとき、当然パラシュートを背負っています。では、このパラシュートを着用するのをやめてみましょうか。そうしたらダイブする50人はみんな死んでしまうでしょうね。

でも、日本人全体の総死亡率は下がらないかもしれません。

そんなのおかしい、とみなさんは思うでしょう。なぜなら、ダイバーたちがパラシュートを着けるのは日本人の総死亡率を下げることが目的なのではありません。自分が墜落死しないことが目的なのです。それに、死ぬ、死なないの問題以前に、パラシュートなしのスカイダイビングはとてつもない恐怖も与えることでしょう。そういう不利益も勘案すれば、当然パラシュートの着用は「意味がある」というべきなのではないでしょうか。

近藤氏も岡田氏も「総死亡率を下げてなんぼ」と決めつけましたが、そう決めつける根拠はないのです。それは、各自が決めればよいことなのです。

子宮がん（厳密には、ここでは子宮頸がんですが）についてもそうです。子宮頸がんは主にセックスによって感染するパピローマウイルスというウイルスが原因で起きるがんです。感染症もがんの原因になるのです。セックスが遠因なので、高齢者に多いがんの中では珍しく若い人にも多い病気です。

私はがんの専門家ではありませんが、がん患者はしばしば感染症にかかるので、がんの患者さんはたくさん診てきました。子宮頸がんは、全部がそうではありませんが、ときに悲惨な病気です。痛くて、つらくて、苦しい病気になることがあります。若くて元気な女性が死んでしまうという自分にとっても周囲にとっても大きなトラウマを残す可能性もあるのです。

その子宮頸がんを予防しても、もしかしたら日本人全体の総死亡率は下がらないかもしれません。同世代の女性で調べたとしても、ひょっとしたら交通事故や火事やその他の病気で死んでいる人に埋もれて、子宮頸がんが同世代の女性の死亡率を下げるかどうかは、私にはわかりません。

しかし、その女性が「子宮頸がんになりたくない」「子宮頸がんで死にたくない」と思っているとき、検診はその「目的」に対しては有用です。ですから、子宮がん検診は無駄、という言説は、少なくともその目的に照らし合わせれば間違っているのです。

子宮頸がん検診は「早期がん」と呼ばれる現象を見つけるためのものです。早期がんを見つけることで、昔からあった「腫れ物」のがん（現象として長い間認識されてきたがん）になり、死ぬのを防ぐ効果は確認されています。ですから、がんによる死亡を減らすことを確認できていない肺がん検診や胃がん検診と、子宮頸がん検診は同列には扱えません。

子どもが髄膜炎になるのを容認できるか

予防接種も同様です。インフルエンザ菌という細菌がいて、子どもの髄膜炎《ずいまくえん》や喉頭蓋炎《こうとうがいえん》といった恐ろしい病気の原因になっています。日本では毎年何十人という子どもがこの菌の犠牲になって命を落としています。命を落とさなくても、脳に障害を受けて、一生歩けなかったりしゃべれなかったりすることもあります。

諸外国では、この菌に対する予防接種が普及してきています。そのような国ではこのような病気はほとんど撲滅されています。

さて、インフルエンザ菌のワクチンは、もしかしたら日本人の総死亡率は減らさないかもしれません。しかし、元気な子どもが突然死亡したり、一生神経に重い障害を残したりするという悲惨な事態を避けることはできます。そのような目的に照らし合わせている限り、インフルエンザ菌ワクチンは非常に価値の高いワクチンであると言えるでしょう。だから、諸外国同様、日本でもインフルエンザ菌のワクチンはどの子どもでも自由に接種できるよう無料で提供されるべきだと私は考えています。

総死亡率は確かに「価値の1つ」でしょう。でも、総死亡率は「価値のすべて」ではありません。私たちは他にも大切な価値をたくさん持っているのです。それに、ながーい目で見れば、私たちみんな死亡率100％の生き物です。生きているものはいつかみんな何らかの理由で死んでしまいますから、長い目で見ると、死亡率を下げるのは原理的に不可能ということになります。要は、何歳で死にたいか、どのように死にたいか、という価値観の問題になってくるわけです。大切なのは、何を大事な価値と捉えるか、それを各人が明確にすることだと思います。

病気になる最大の理由は長生き

話は少し脱線しますが、がんになる最大の危険因子ってなんだかご存じですか？　それはタバコでも発がん物質でもありません。

加齢、すなわち年を取ることです。

がん患者さんは年々増えています。タバコを吸う人は減っているのにがんは増えています。それは簡単な理由で、高齢化社会になって、人が長生きするようになったためです。長生きするとがんになる機会は増えるのです。長生きこそががんを増やすのです。

ですから、どうしてもがんになりたくないという人は、極端な話、タバコをやめるよりも何よりも、長生きしなければよいのです。ただ、多くの人にとってそれでは本末転倒です。その理由は、「なぜがんになりたくないのか」を考えれば、容易にわかるでしょう。

逆に、「90歳をすぎた高齢者にがん検診をする価値はあるか」という問いに対しても、同じような観点から考えてみなければならないでしょう。「90歳になってもがん検診をするか？」という命題は、読者のみなさん自身で、自分の問題として考えてみてください。

いずれにしても、大切なのは情報が十分に開示されることです。情報の開示こそが私たちプロの医療者や行政の果たすべき責任なのです。こうしなさい、ああしなさいと価値観を押しつけることではありません。その与えられた情報をどう料理するかは、本当は1人ひとりが決めればいいだけの話だと思うのです。あとは、各人が自分の欲する目的を明確にし、それに照らし合わせた医療のあり方に賛同したり反対したりすればいいだけの話でしょう。

以上のように、いろいろな感染症以外の病気も検証してみました。いずれにしても病気は実在するものではなく、目的に照らし合わせ、恣意的に規定された現象であるということを確認しました。病気はある人や組織が一定の価値観に基づいて、恣意的に規定し、切り取った（他の現象とは区別した）現象です。科学的に正しい病気とか正しくない病気とかという「事実」「実在物」ではないのです。そのように理解すれば、ある病気についてこのように検診を受けなければならない、あるいは受けてはならないとか、こう治療しなければならない、治療してはいけないといった制約や決めつけが根拠を失ってしまうことがわかってくると思います。そうすれば、私たち医療者や患者を含んだすべての人たちが、もっともっと自由になれるのではないかと思っています。この部分は後々再検証します。

その前に少し寄り道をして、「科学的である」ということについて、考えてみたいと思います。

第9章

科学的に、本当に科学的に考えてみる

医学はモリエール以来その知識の点では多少の進歩をとげたが、語彙の点ではなんの進歩もないからである。

マルセル・プルースト『失われた時を求めて』

科学論文とは何か

科学論文すべてに、肯定的に評価できる部分と、否定的に批判できる部分があります。肯定的な評価が少しもできない、取り柄が全く存在しない論文はほとんどありませんし、逆に、どんなに優れた論文と思えても、目を皿のようにして読み込めば問題点、瑕疵を見いだすことはそんなに難しいことではありません。自分の学説に合わなければ、坊主憎けりゃ袈裟まで憎いで、内容は申し分ないのに、「こんな三流雑誌に載っている論文だからダメ」みたいに、ほとんど八つ当たりのように論文を否定することもできます（こういうタイプの批判はしばしばなされます）。逆に、自分の学説に合致している論文であれば、あばたもえくぼで、全面的に肯定的な評価をすることができるのです。

よく医学の世界で「いい論文」とされるのはランダム化比較試験、かみ砕いてしばしば「くじ引き試験」と一般に紹介されるものです。三た論法の「使った、治った、効いた」という論拠の未熟さを克服するため、「使わなかった」場合と比較してみて、本当にその治療法が有効であったのか（あるいは治療法でなくても、がん検診でも予防接種でも、何でもいいです）、吟味するのです。

ともすると、「くじ引き試験が価値のすべて」のように言われがちです。前述の岡田正彦氏や近藤誠氏も、しばしば自分の意見を通すために「それにはくじ引き試験がない」といって批判します。しかし、本当にそうなのでしょうか。

くじ引き試験が役に立つのは微妙な問題だけ

ここでまたスカイダイバーたちにご登場願うとしましょう。スカイダイビングのときのパラシュートの価値を検証したくじ引き試験は未だかつて存在しませんから、くじを引いて、半分の群はパラシュートあり、もう半分はパラシュートなしでスカイダイビングをしてもらいましょう。どうしてかというと、スカイダイビングをしても墜落死しないのは実はパラシュートのお陰ではなくて他の理由――例えばスカイダイバーに特殊な浮遊能力があるとかなんとか――がないとは言い切れないではないですか。パラシュートをしてもしなくても本当はダイバーの死亡率に差は出ないのかもしれません。というわけで、ダイバーたちが死なないのは本当にパラシュートのお陰なのかどうか検証するため、パラシュートなしのダイバーとくじ引き試験を行うので……。

いい加減にしろですって？　そうですね、冗談もたいがいにしておきましょう。もちろん、パラシュートがダイバーの命を守っています。それは自明のことです。こんなときにくじ引き試験なんて、バカげていますよね。

嘘だと思う懐疑主義者の方は、ぜひパラシュートなしで飛び降りてみてください。

では、医学の世界でもっとも正当性の高いと言われるくじ引き試験が、なぜスカイダイビングの例だと「バカバカしい方法」に堕してしまうのでしょうか。

それは、くじ引き試験は、「微妙な問題」についてしか役に立たないからなのです。一見して効果がはっきりしないもの、効くのだか効かないのだかよくわからないもの、要するに治療効果でいうなら一目瞭然でないもの……そういったものについてだけ、役に立つ方法なのです。

手を使って土を掘るよりも鍬で畑を耕すほうがいい。あたりまえです。一目瞭然です。こういうときに、わざわざくじ引き試験なんてやりません。遠くに行くのに自動車で行くのと歩くのとではどちらが速いか、比較するまでもありません。医療の世界だったら、肩を脱臼した患者さんを脱臼したまま放っておくか、整復するか。誰の目にも明らかです。このように、効果のはっきりしていて疑いようのないものについては、くじ引き試験は不要です。そんなことをあえてやるのは、滑稽ですらあるのです。

感染症の世界だと、死ぬような重症の感染症では抗生物質を使います。くじ引き試験はしませんし、必要ありません。抗生物質は死にそうな感染症を劇的に治療してきた実績があります。いまさら抗生物質なしの人たちと比較するくじ引き試験など必要ないのです。しかし、医療の世界でやっている治療は、実はとても微妙な問題を扱っています。ちょっと目には効いているのだか効いていないのだかはっきりしないものが多いのです。高血圧の薬、糖尿病の薬、コレステロールを下げる薬、うつ病の薬、これらはすべて「効果があるかどうか一目瞭然でない、微妙な薬」なのです。

関心相関的に真のアウトカムは何か

「そんなことはない。先生にもらった高血圧の薬、私はあれを飲んだらてきめんに血圧が下がった！」。そう反論される方もいらっしゃるかもしれません。

確かに、血圧の上げ下げはわかりやすい一目瞭然の指標です。だから、血圧の薬を飲むと血圧が下がるという点に関しては、それで問題ないでしょう。

でも、ちょっと待ってください。子宮頸がんの検診の話のとき、私は「目的に照らし合わせれば検診の価値はあるかもしれない」と言いました。では、血圧を下げる薬の「目的」とはいったいなんでしょう。

それは、血圧を下げること「そのもの」にはないはずです。なぜなら、血圧が高くても低くても大抵の人は全然症状がないからです。よっぽど高くなればふらふらしたり頭が痛くなったりするかもしれませんが、多くの方は血圧が高くても痛くもかゆくもありません。血圧は測定するから高いのであって、測定するまでは認識されない病気なのです。高血圧も人間が病気と認識し、定義し、名前を付けた現象です。血圧計が発明され、普及するまでは人間界に高血圧という病気は認識されていなかったのです。昔も高血圧の人はたくさんいたでしょうが。

では、なぜ私たち医者は高血圧なんて病気を作り上げることにしたのでしょう。

それは、血圧が高くなるという現象そのものを問題にしたためではありません。血圧の高いままでほったらかしておくと脳に出血（脳卒中）を起こしたり、心臓の血管が詰まってしまう心筋梗塞になったり、さらにそれが理由で死んでしまうこともあるからなのです。そして、血圧を下げるとそのリスクを減らすことができます。特に糖尿病などを合併していると（糖尿病も血糖を測るから病気と認識され、定義される「現象」です）、その恩恵はさらに増すと言われています。

でも、高血圧の人もしょっちゅう脳卒中になったり心筋梗塞になったりしていてはやっていられません。大抵の高血圧の人は脳卒中にも心筋梗塞にもならずに生きています。でも、何万人というたくさんの高血圧の人を集めてみると、明らかに高血圧のない人に比べて脳卒中や心筋梗塞の危険は高いですし、実際たくさんの人が死んでいます。そして、血圧を薬で下げることで、その危険を減らすことができるのです。

そういった「一見してわからない（小さな）利益」を知るためにくじ引き試験は有効なのです。通常、何百人という人を集めてきて、2つのグループにくじ引きで分けて、薬を飲んでもらうグループと飲まないグループに分けて、死ぬか死なないかを比較するのです。薬を飲まないグループは、自分たちが薬を飲んでいないとわかっていると、余計に健康食品を食べたりジムで運動したり、タバコやお酒を控えて節制するかもしれません。それでは本当に薬が効果をもたらしたのかはわからないので、通常薬を飲まないグループも、錠剤をもらいます。でもその錠剤の中には薬効成分がないのです。これをプラセボと呼んでいます。偽薬ですね。プラセボとは、ラテン語で「喜ばせる」という意味なのだそうです。

大規模試験だ・か・ら・価値が低い

さて、ときどき製薬メーカーさんが私のところにやってきて、「これは4万人の患者さんで行った大規模くじ引き試験です」と鼻息荒く宣伝します。たくさんの人を集めてやった、お金もたくさんかけてやった大規模の研究結果で、その薬が「効く」ということがわかったのです。

この裏には、大規模スタディーはいいスタディー、大規模スタディーは小規模なしょぼいスタディーよりも価値が高いという前提が潜んでいます。

でも、冷静になってよく考えてみるとこれはおかしいのです。何万人も集めてやった大規模スタディーと言っても、それは逆に「何万人も集めなければ両者の差が見つからなかった、微妙な研究」ということになるでしょう。本当にその薬が劇的に効くいい薬なら、5人くらいに飲ませても効果は一目瞭然でしょう。10人と10人で比較しても効果ははっきり見ることができるかもしれません。100人と100人で比較しないとその差がわからないというのは、もうかなり効果が微妙になってきています。それが数万人と数万人を比較して、やっと両者は違うんだ、とわかったのです。ということは、確かにその薬は効くかもしれませんが、その効き加減はほんのちょっと、ということにならないでしょうか。お金と時間をかけてやった巨大な研究でやっと効果がわかった薬は、5人ぽっちで効果のわかる薬よりも明らかに価値が低いと言えるでしょう（制作費が高い分、前者の薬のほうがお値段は高いかもしれませんが)。

くじ引き試験が倫理的かは目的次第

ところで、くじ引き試験は「倫理的でないからよくない」と反対する人たちがいます。これは本当でしょうか。

実はこれも「目的」に照らし合わせ、関心相関的に考えないとわかりません。パラシュートの例でわかるように、効果がすでに誰の目にも明らかな場合、くじ引き試験は非倫理的と言えるでしょう。パラシュートなしでスカイダイビングをさせるようなことが倫理に反していることは誰の目にも明らかです。しかし、効果が微妙な場合はくじ引き試験は必ずしも非倫理的とは言えないかもしれません。非倫理的と非難する人は、「そこに薬があるのに使わないグループがあるのはかわいそうではないか」という論理で反対するかもしれません。しかし、そもそもその薬に効果があるかどうかすらわからないのです。もしかしたら毒性が強くて、実は飲まないほうがよい薬かもしれません(くじ引き試験をやっていると、そういう結果が出ることもままあります)。「薬を飲むこと→正しい医療を受けている」「薬を飲んでいない(偽薬を飲んでいる)→正しい医療を受けていない」というのは思い込みにすぎません。こういう思い込みが三た論法がはびこる温床になっているのです。

くじ引き試験で使う薬が効くかどうかは誰にもわかりません。誰にもわからないからこそ、くじ引き試験をやるのです。くじ引き試験もせずに、効果があるのだかないのだかわからない薬（もしかしたら毒かもしれない）をたくさんの人に飲ませるほうがよっぽど非倫理的かもしれないですよね。だから、倫理的かどうかは、「くじ引き試験かどうか」という問いでは答えることができません。「その研究がくじ引き試験を行うに値するか」が倫理問題を扱う際の、正しい問いの立て方だと思います。

臨床試験は人体実験

ただ、ここで注意したいことがあります。くじ引き試験の対象となるのはしばしば新薬、つまり新しい薬です。日本でも海外でも、「新しい薬を試してみたい」という理由で臨床試験に参加する人がいます。その人たちの前提には、「新しい薬だから、、、よりよい薬だろう」という前提、言ってみれば思い込みがあります。しかし、そのような思い込みは必ずしも正しくありません。

多くの商品は新しいほうがいいものです。車、電化製品、オーディオ機器などは、一般的に古いものよりも新しいもののほうが性能がいいものです（好きか嫌いかは、また別の話でしょうが）。もちろん、コストカットや効率性の向上で、以前は丁寧に手作りしていたのが工場で大量生産、なんて質の低下が起きる製品もあるでしょうし、CDよりもレコードのほうが音がいい、なんてこともあるでしょう（私もCDよりレコードのほうが好きです……）。これは、品物の性能ではなく、コストや使用者の便宜性（CDのほうがじゃまくさくないし、管理も簡単）を優先させたためです。ただ、一般的には新しい製品は古い製品の性能にさらに付加価値を加えていることが多いので、よりよい品になりやすいとは言えるでしょう。

では、医薬品についてもこの一般論が成り立つでしょうか。残念ながらそうは問屋が卸してくれません。「理論的には効くはずだ」という目論見で作られた新薬も、ネズミの実験ではばっちり効果のあった薬も、人間で試してみたら、副作用が強くて役に立たなかったり、期待された効果がなかったりすることも珍しくないのです。

では、新薬が本当に役に立つ薬であるかは、どのように確認したらよいのでしょうか。実は、その部分の最後の確認を行うには、人体実験しかないのです。

人体実験!?　第2次世界大戦時のアウシュビッツや旧日本軍の731部隊ではあるまいし、21世紀の現代において人体実験なんて存在するのでしょうか？

もちろん存在します。ただし、現在では臨床試験という名前で呼ばれています。臨床試験というのは、まあなんというか、オブラートに包んだ婉曲的な表現なのですが、その実態は人体実験にほかならないのです。

「新薬を試してみて」なんて言われると、ついついその気になってしまいそうですが、「人体実験の実験台になってくれませんか?」なんて言われれば、あまりいい気はしませんね。ものは言いようですが、どちらも同じことを意味しているのです。

私たち医者の世界では、「人間はマウスではない」という格言があります。ネズミの実験ではいい結果が出ても、それが人間にとって同じ効果が出る保証はありません。そこで、最終的には人間で試してみるよりほかないのです。

「そんな、非人間的な……」と思われるかもしれません。でも、人間に効くのか効かないのかわからない、あるいは毒かもしれない薬を、試しもしないでいきなり患者さんに使ってみるのも、それはそれで非人間的かもしれませんよね。薬を飲んで治療するというのは医療における重要な部分であり、世の中のほとんどの人に許容されている行為でもあります。薬を飲むことを完全に拒否するのであれば別ですが、医療における服薬を容認する限り、臨床試験と呼ばれる人体実験を許容するしかないのです。もし、臨床試験＝人体実験を全否定してしまうと、いまの医療のあり方は崩壊してしまうのです。おそらく、ほとんどの人はそのような医療のあり方を許容しないのではないでしょうか。

江戸時代の医師、華岡青洲は麻酔薬の実験を自分の妻や母親に行いました。ジェンナーは天然痘ワクチンの実験を自分の息子に行っています（息子に接種したワクチンは失敗したそうで、成功したのは他人に打ったワクチンだったと言いますが）。このような人体実験のお陰で私たちは痛みのない手術を受けることができ、人類は天然痘という病気を世界から撲滅できたのでした。私たちが受けている医療の恩恵はほとんどすべて人体実験を通してもたらされたものなのです。

「新しいものを試してみる」という言い方は魅惑的な誘い言葉です。私はコンビニに行くと、新製品や「限定販売」の商品をついつい試してみたくなります。春限定のビール、秋限定のチョコレート、みたいな。でも、季節限定の商品は大抵そんなにおいしくありません。どうしてかというと、もしそれらの商品がとてもおいしかったら、季節限定にせずに年中販売するに決まっているからです。あたりまえといえばあたりまえです。でも、新製品、限定商品は人を魅惑するようで、私たちは（私も）性懲りもなく新しい味を試してみるのです。

新薬の臨床試験は非倫理的か

では、新薬の臨床試験はやはり非倫理的なのでしょうか。実を言うと私にはよくわかりません。ただ、以下の条件を担保していることは最低限必要だと思います。ただし、この条件をクリアしていれば倫理性が「担保・確約」されたかどうかはわかりません。

条件その1　試験で行うこと、条件を患者はすべて知らされている。

臨床試験で行われることはすべて患者さんに開示されていなければなりません。患者さんの知らないところで、こっそり何かが行われるということがあってはいけません。ただし、くじ引き試験のときは自分が何を飲まされるのかは知らされません。新薬か、偽薬のどちらかのことが多いです（そうでないくじ引き試験もあります）。でも、そのどちらか一方が投与されることは患者さんには明示されており、そしてそのことは了承（同意）されているのです。

条件その2　臨床試験に参加するかどうかは、完全に患者の自由である。

どんな理由であれ、患者さんが強制的に臨床試験に参加させられてはいけません。また、何かの「ほのめかし」があって、例えば臨床試験に参加しないと医者の態度が悪くなるとか、そのような不利益が生じてもいけません。何の取引もなしです。

条件その3　途中撤退も完全に自由である。

臨床試験の継続をどんな理由であれ望まなくなったら、たとえ同意書にサインしたとしても患者さんは臨床試験への参加を取りやめることができます。やめたくなったらいつでも、どんな理由でもやめてよいことを保証されていなければなりません。また、途中で撤退したからといって、やはり医者にぞんざいに扱われることがあってはなりません。

条件その4　もし副作用が発生したら、その副作用に対する治療を受ける権利がある。

当然、このような点はクリアされなければならないでしょう。もっとも、これは臨床試験に限らず、すべての医療行為においても全く同じ原則が成り立つのですが。

まあ、このような条件を満たすことが臨床試験の質の確保には最低限必要だと思います。

本当は、臨床試験に参加したら何かいいことが起きる、なんて過度な期待を持たせるのは医者としてはフェアな態度ではないと思います。いいことが起きるかどうかわからないからやる、これが臨床試験です。また、本当は臨床試験に参加したことで得られる利得、例えば血液検査をただでやってもらえるとか、交通費が支給されるとかいうのも微妙なのですが、試験参加者を増やすための処世術的なところがあるので、仕方がないのかもしれません。

誤解のないように言っておきますが、私は臨床試験をやるのがよくないと主張しているわけではありません。それどころか、私自身も臨床試験を行っており、患者さんに参加をお願いしています。ただ、私がここで言いたいことは、臨床試験といっても一種の人体実験である事実そのものは変わらないこと、臨床試験の参加者にはその事実をフェアにお伝えしなければならないこと、そして、日本で受けられる医療の恩恵のほとんどは臨床試験に参加してくださったたくさんの人たちのお陰でもたらされているという厳然たる事実をきちんと理解していること、そういうことです。そのことを胸に刻みつつ、私は医療を行い、臨床試験をし、みなさんは薬をもらったり検査を受けたりするのです。だから、自分だけは関係ない、臨床試験＝人体実験とは何の関係もないという免罪符を持っている人は、実を言うとほとんどいないのです。もし、そうかたくなに主張する人がいるとすれば、「偽善」という重い病にかかっているのです。

第10章　医者は総じて恣意的な存在

医者が病気だと思わなかったために消えて行った病気、あるいはほとんど消滅してしまった病気はきっといくつかあるはずである。

アラン『幸福論』

線引きは厳密にはできない

医者は総じて恣意的な存在であり、目的、意図、主義・主張を持っています。これを排除することは原理的に不可能であると思います。すなわち、ガラスのように透明で中立的で、客観的な医者なんて存在しないということです。

「ええ？　でも医者って科学的に物事を考えているわけだから、客観的でないと困るじゃないですか」。そういう意見もあるかもしれません。

もちろん、ある部分では客観的であることを目指すべきでしょう。でも、医者が完全に客観的な存在でいることは、（その是非とは無関係に）あり得ないのです。原理的に不可能な要請だから、そんなことをいくら道徳的見地から主張しても仕方がないのです。むしろ、できっこないことをできるはずだと主張すれば、それは偽善となってしまうのです。私たちにできることは、「医者は科学者として客観的たらんと努力はします。でも、根本的に医者が完全に客観的な存在でいることは不可能です。私たちにできることは、より客観的であろうと努力し、それでも客観的にはなりきれない自分自身の恣意的なありようについて『意識的』でいることだけなのですよ。仕方がないのです」と宣言すること、カミングアウトすることだけなのです。

例えば、近藤誠氏や岡田正彦氏は「がん検診なんてしても無駄」という主義・主張に則って議論を展開し、論文を解釈します。だから、がん検診を否定的に評価する論文には賛同を示し、がん検診の効果を示した論文には「あそこがよくない」「ここがけしからん」と否定的な評価を示します。これが彼らの「恣意性」だと私は思います。

がん検診推進派の医者たちは、逆のことを考えています。「早期胃がんを切除したら治っている。それを、がんを放っておいて観察しているなんて非倫理的ではないか」と主張します。これも「恣意性」の表れでしょう。一方、近藤氏は「いやいや、がんの中には放っておいても進行しないがんもどきがあるのだから、切ればいいとは限らない」と主張します。

しかし、どこまでが切ればいいのか、切らなくてもいいのかの厳密な線引きは難しいでしょう。だから、これは恣意性のなせる業だと私は思います。がん、という言葉を使ってしまうと「どっちにいくか」と決めなくてはいけませんが、もう少し質的に「どの辺のがん？」という突っ込みが必要になるかもしれません。でも、どこまで突っ込んでも「この辺なら切ったほうがいい」「このがんなら放っておいてもいい」という線引きは厳密にはできないと思います。たとえくじ引き試験をやっても無理でしょう。どうしてかというと、どんなにくじ引き試験をしても、「目の前の患者さんと全く同じ人なの？」と問われると厳密にはわからないからです。「まあ、同じということにしておきましょう」というコンセンサスしか得られないのです。くじ引き試験は抽出した集団でしか、できないのですから。

原理的には、どの命題がくじ引き試験に適していて、どの命題がそうでないかも決められないと思います。これを決めるのは恣意性です。

統計分析も恣意的に決められる

くじ引き試験で比較する2群に差があるかどうかを検定するには、統計学的手法を用います。統計学を用いるのだから科学的に正しいと思われがちなのですが、必ずしもそうではありません。統計学的有意差も恣意性のもたらした「約束事」です。少なくとも恣意性を完全にフリーにすることはできません。

例えば、統計学の世界では95％の信頼区間をもってそれを決定します。つまり、95％の確率で両者に差がある（普通は95％の確率で両者に差がないという仮説を棄却する、という言い方がされますが、わかりづらいのではしょります）と統計学的に差がある、と「認定」されます。しかし、この「95％でOK」という際の95という数字は、コンセンサスのもたらしたものにすぎません。「90％でもいいじゃん」という意見があってもいいと思いますし、「いやいや、97％くらいは必要」という意見があってもいいでしょう。しかし、それは「常識」「コンセンサス」から外れてしまうので却下されてしまいます。というわけで、統計学という学問がバックにあるからといって純粋に客観的、中立的な論文であることを担保しないのです。人間の恣意性を完全に排除した科学論文を執筆することは不可能だと私は思います。

医療はほとんどグレーゾーン

明白に効果のあるもの、明白に有害なものを除くと、ほとんどの医療行為はグレーゾーンです。何万人も集めてやっとちょびっと効果の出るものが、私たちが言う「正しい医療」の根拠となっています。

このような根拠、証拠に基づいた医療をEBM（evidence based medicine）と呼びます。ちょびっとの差しか出ていないので、実はその医療のもたらすインパクトは一般の人たちが信じるほど高くはありません。何十人という方に新薬を飲んでもらって、そのうち薬の利益を得るのはたった1人、ということも多いのです。

ある医療を提供して1人の利益を得るために何人治療しなければならないかという指標をNNT（number needed to treat）と言います。例えば、ある研究ではタイプ2（比較的軽症の）糖尿病患者さんにスタチンというコレステロールを下げる薬を飲んでもらうと、脳卒中や心筋梗塞などの血管の病気の予防に有効であることがわかりました。しかし、そのNNTは35でした。35人治療してやっと1人の利益を得るのです。計算上は、残りの34人は薬を無駄に飲んでいるということになります。まあ、どの人がその1人にあたるのかどうかは誰にもわかりませんから、いちおう薬を飲むのですけど。

でも、倍率35倍の宝くじ。みなさんだったら買いますか？　たぶん、この35という数字を大きいと見るか小さいと見るかは、人それぞれ、価値観によって異なるのではないでしょうか。35分の1という数字を多いと見るか、少ないと見るかは、見る人の恣意性に依存していると思います。実を言うと、多くの医者はNNTが35の治療は「けっこう効く」と考えています。でも、一般の患者さんの普通の感覚で言うと、「効く治療」というのは少なくとも半分以上の患者さんに効くとか、そのくらいの数字を考えるのではないでしょうか。ちなみにその場合、NNTは2以下になりますが、実は世の中の医療でNNTが2以下というのはきわめて少ないのです。だから、一般の人が期待するような高い効果の医療は、あまり私たちのほうでは提供していないことも多いのです。

治療効果95％はいい薬か

もしかしたら、みなさんは「治療効果95％」とか「80％効く」なんて薬の説明を受けたことがあるかもしれません。「そのくらい効けば、素晴らしい治療なんじゃないんですか？」。そういう質問を受けそうです。でも、この95％とか80％って、本当はどういう意味なんでしょうか。

例えば、ある人が将来10年間で脳卒中になる可能性を5％としましょう（仮の話です）。ある薬があり、これを飲むことで脳卒中になる可能性を1％まで減らすことができました。このとき、相対的なリスク減少は1÷5＝0.2ですから、リスクが1－0.2＝0.8で0.8×100の80％のリスク減少となります（相対リスク減少）。割り算をすると、たくさんのリスクが減っているような気がしてきます。

でも、別の見方をしてみましょう。5％が1％になるので、5引く1と引き算すれば両者の差が出ます。引き算をすると、4％しかリスクは減っていないという考え方もできるのです（絶対リスク減少）。

このように、数字は処理の仕方でずいぶん印象が変わります。もっと言い方を変えると、この薬を飲まなくても、将来10年で95％の人は脳卒中になりません。薬を飲むと、将来10年で99％の人は脳卒中になりません。さあ、あなただったら今後10年間この薬を飲みますか？　という話になります。さらに、NNTを計算しますと、これは４％（絶対リスク減少）の逆数で計算できますから、１００割る４、すなわち25となります。25人治療すると１人が利益を得るということです。

80％効くという薬。95％かからない病気を99％かからない病気にしてくれる薬。どちらも同じ薬を「科学的に」表現したものです。でも、与える印象はずいぶん違うのではないでしょうか。医学の世界で評判のよいＥＢＭとかくじ引き試験がもたらす医療の成果は、大抵はこのくらいの価値なのです。このくらいの価値を大きいと見るか、大したことないなと思うかは、見る人の主観に依存しています。あなただったら、「99％」脳卒中にかからないという成果を得るために、将来10年間、お金をかけて薬を飲みますか？

「その薬、いくら？」と値段を聞いてみるのも結構重要なポイントかもしれませんね。でも、みなさん、お医者さんにかかったとき、「その薬おいくらですか？」と質問したことがありますか？　お医者さんがいいと薦めた薬は金額も聞かずに全承認していませんか？

NNTがいくつであっても、医者はその薬を処方してもよいと思います。しかし、NNTが30の薬を10年間飲むことは「絶対に正しい」ことでしょうか。そうとは限らないかもしれませんよね。患者さんと医者とはこういう部分をもっともっと話し合う必要があると私は思います。効果があるから薬を飲む、と決めつける必要はないのではないでしょうか。

とにかく医者にできることは、そのデータを患者に開示して、一緒に考えてもらうことです。医者が、ある治療法を評価したり、支持したりするのはOKでしょう。でも、データを隠蔽したり、患者がその薬を飲まなければいけないとか、あるいは飲むべきではないとか決めつけたりしてはいけません。

タバコが人体に有害かと問われれば、ほぼすべての医者が「有害」と言います。喫煙者が生涯で肺がんにかかるリスクは最大30％程度、非喫煙者が通常1％以下です。肺がんにかかる可能性は10～30倍になるといいます。総死亡率は年間0・1～0・2％程度下がります。ただ、タバコの害に関する研究はくじ引き試験でないことが多く、またくじ引き試験であってもバイアスが排除されない非ブラインド試験です。それでも、ほとんどの医者はその瑕疵を許容し、「タバコはよくない」と決める態度を取っています。

私は、医者が「タバコはよくない」と主張するのはいっこうにかまわないと思います。

しかし、それはタバコと肺がんや他の病気のリスクを数字で見て、医者の恣意性がもたらした推奨です。そのことには私たち医療者は自覚的であると思います。無批判に「タバコはよくない。だからよくない」といったトートロジーに陥るのは危険なのだと思います。

正しい、正しくないでは議論しない

私たち医者が「科学的」と呼んでいる研究やその研究の解釈は、このように、かなり恣意性に引っ張られたものになっています。そのことを必ずしも否定する必要はありません。また、否定しようとしても、恣意性の排除がほぼ原理的に不可能だと思いますから、そんな議論は、あまり実際的な意味を持たないと思います。

問題なのは、自身の恣意性に自覚的ではなく、「くじ引き試験でないと科学的ではない」と思い込んでしまうような態度にあるでしょう。自身の恣意性を明示し、自らの恣意性に自覚的になることだけが、健全な医者の態度だと言えると私は思います。

私たちが科学的態度と呼んでいるものは、すべて恣意のなせる業なのです。私たちが正しいと信じている医療行為も本当に正しいのかは厳密にはわかりませんし、ほとんどの場合証明もできません。実際、多くの「科学的に正しい医療」は10年も経つと「実は間違っていました」と反証するデータが出てきたりします。未来永劫、現在の医療を否定するような反証的データが出現しない、という保証はどこにもないのです。いや、現在の医療の「正しさ」は将来否定される可能性が高いのです。その証拠に、20年前は常識だった医療の姿の多くを現在の私たちは棄却してしまっているのです。20年後の医者たちは、現在の私たちの診療行為を滑稽に感じるでしょう。

正しい、正しくないという切り方をすると、最先端に思えた現代医療も非常に脆弱な基盤に基づいていることがわかります。正しいか、正しくないかという切り方の限界だと私は思います。

だから、できるのはせいぜいデータの開示と医者の恣意性の表明です。正当性の主張(正しい、という主張)はできませんが、そのような誠実さの表明こそが脆弱な現代医療でできる最良の態度なのだと私は思います。「正しさよりも誠実さのほうが大事」というわけです。

学術論文は英語で

臨床系の科学論文でもっとも権威のある学術誌はほとんどアメリカとイギリスが出版し

ています。現在、他の学術領域と同じように、英語こそが国際言語の王様なのです。

昔はドイツ医学が世界をリードしていましたから、医者はみんなドイツ語を勉強し、ドイツ語の論文を読み、ドイツ語で論文やカルテを書いていたのでした。そもそも診療記録の意味で用いられる「カルテ」という言葉自体がドイツ語で、英語ではチャート（chart）と呼びます。

例えば、内科系の学術誌でもっとも権威が高いのは*New England Journal of Medicine*で、ボストンはハーバード大学の中に編集部があるアメリカの学術誌です。その他、

JAMA（*Journal of American Medical Association*）
Annals of Internal Medicine
The Lancet
British Medical Journal
Archives of Internal Medicine

を合わせて内科6大雑誌と呼ばれています。*The Lancet* と *British Medical Journal*

（BMJと呼ばれる）がイギリスの雑誌で、あとはみんなアメリカの雑誌なのです。

医学の世界は臨床医学と基礎医学に分けることができます。試験管やネズミを相手に実験をするのが基礎医学、患者さんを相手にするのが臨床医学と大ざっぱに捉えていただければよいと思います。右に挙げた学術誌はいずれも臨床系の医学誌です。これが基礎医学になると*Nature*や*Science*といった学術誌が有名です。これもそれぞれイギリスとアメリカの学術誌です。

世界の最先端の医学の研究発表はこのような学術誌に発表されます。

え？　ではドイツ医学についてはどうするの？　フランスは？　イタリアは？　カナダ、オーストラリア、ブラジル、ロシア、中国はどうするの？　そしてわが日本は？

もちろん、それぞれの国でも独自の学術誌を持っています。それらの多くはそれぞれの国の言語で作っています。例えば、日本内科学会の学術誌は「日本内科学会雑誌」と言って、日本語の論文が載せられます。学術誌の中には、抄録と呼ばれるサマリーだけは英語で併記されることもありますが、基本的には日本語がメインの雑誌です。

けれども、フランス人もドイツ人も、そして日本人も、優れた学術研究を行ったときはそれぞれの言語で論文を書かないのが普通です。通常は英語で書きます。だから、フランスの研究成果もドイツの研究成果も、そして日本の研究成果も主たるものは英語の論文としてアメリカかイギリスの学術誌に投稿されるのです。したがって、これらの英語の学術誌を読んでいれば、世界の医学会の情勢は大体わかります。

ときどき「英語で学問をやるのは英米思想に屈服している」と反発されることがあります。そういう要素が皆無というわけではないのかもしれませんが、どちらかというと英語は世界中の人が便利だから使っている言葉で、英米云々という閉じた文化の言葉ではなくなってきている傾向にあると思います。カナダやオーストラリアなどの英語圏の国はもちろん、インドやオランダでも科学の世界では英語を使います。

そういえば10代のとき、初めてフランスに行ったら誰も英語をしゃべってくれなくてとても困りました。知人のイギリス人によると、「あれはしゃべれるけどあえてフランス語しか聞こえないふりをしているんだ」なんて言っていましたが、真偽のほどはわかりません。けれども、数年前にフランスを再訪したときは、多くの人が英語を解してくれましたし、英語でしゃべることに違和感も苦痛もなさそうでした。「フランス人が嫌っていたアメリカやイギリスの言葉」という認識が薄まってきたせいかな、とも思いましたが、考えすぎかもしれません。

どうして日本人なのに英語で論文を書くかというと、理由は簡単で、たくさんの人に読んでもらいたいからです。外国人で日本語の論文を読むことができる人はごくごく少数です。これでは、自分の貴重な研究成果を読んでもらうことができません。でも、英語で論文を書けば、いまの医学者はほとんど英語の論文を読むことができますから、たくさんの人に読んでもらって評価してもらえるのです。

日本の医者には「英語が苦手」と言って英語の論文を読むことができない人がときどきいます。しかし、現在主要な論文はほとんど英語で書かれていますから、これではまともに医学という学問はできません。確かに、日本は翻訳文化が進んでいるので、多くの英語の本が日本語に翻訳されていますし、論文も日本語のサマリーを提供するサービスがあります。でも、すべての教科書や論文が日本語に訳されているわけではありませんし、それに論文を検索したいときにはどうしても英語で検索しなければいけません。英語の論文を自由に読みこなす医者と読めない医者とでは、持っている情報量もその質も圧倒的な差が出ます。率直に言って、英語の論文が読めない医者は「医学知識」という観点においては大きなハンディキャップを持っています。

もちろん、医者の価値は医学知識だけではありませんから、それだけでその人物の総合評価はできません。しかし、医者であれば、英語の論文を自由に読みこなせたほうがずっといいでしょう。手術が下手よりも上手なほうがいい、検査が下手よりも上手なほうがいい、患者さんとのコミュニケーションが下手よりも上手なほうがいいというのと同じような意味で、そうなのです。

読めばわからなくなる日本の新聞

ところで、ニューヨークタイムズやザ・タイムズといったアメリカやイギリスの新聞を読んでいると、しばしば医学記事が載っています。最新の研究結果を一般のみなさんに紹介しているのです。例えば、「今週の *New England Journal of Medicine* にはこんな論文が出ていた。それはこういう意味で、こう評価すべきで、これからの医学にこのような影響を与える」という解説記事を掲載し、医学が専門でない一般の読者にわかりやすいようにかみ砕いて説明します。CNNやCBS、ABCといったテレビメディアも同じようなことをします。

しかし、日本の新聞記事やテレビのニュースで「今週の *New England Journal of Medicine* でこのような発表があった」という紹介がされることはきわめてまれです。おそらく、医学を担当している科学部の記者たちもこうした学術誌を読んでいないのではないかと邪推してしまいます。たまにそういうニュースがあっても、それは「東京大学の誰々が今度こういう研究発表を*Science*に出しますよ」という発表がほとんどです。要するに、日本の大学の先生が*Science*に出すような研究をしましたよという話題がメディアにたれ込まれ、それを記事にしているのです。もっと言うと、記事のポイントは「日本の研究が*Science*に載った」ことであって、その研究内容そのものではないのです。２００８年に３人のノーベル賞受賞者が日本から出たときも、研究内容そのものはほとんど注目されませんでした。科学部の記者で原著論文を実際に読んだ人は、ほとんどいなかったのではないでしょうか。

そして、日本のメディアの特徴その2は、学術誌の論文ではなく、学会発表を報道することが多いことです。ほとんどの新聞は学会発表、それも国際学会ではなく日本の国内の発表のみが記事になります。国際学会の内容が記事になるのはほとんど日本人が発表した場合に限定されます。これも、「日本人が発表したこと」そのものがニュースになっているのです。

確かに学会発表は貴重です。しかし、価値としては学術論文のほうがずっと高いのです。

どうしてかというと、学会発表は第三者の評価が十分にされずに出されますが（評価の対象はサマリーの部分だけです）、学術論文は第三者たる査読者が細かく吟味して、妥当な内容・発表であるか検証されるからです。学会発表よりも学術論文のほうがずっと質が高いのです。だから、メディアで紹介すべきは、むしろこちらのほうでしょう。

残念ながら、医者でも英語の学術論文を読みこなせない人がいるのと同様に、科学部の記者にも英語の論文が読みこなせていない人がいるようです。これでは十分な情報の吟味、開示はできません。

一流誌の論文は無批判に受け入れられるか

さて、では *New England Journal of Medicine* のような一流誌に載る科学論文であれば、誰が読んでも文句なしの完璧な研究発表なのでしょうか。実はそんなことはないのです。いや、このような一流誌に載っている論文は世界中の専門家が注目して読んでいますから、しばしばその欠点や問題点が指摘され、侃々諤々の議論の元になるのです。

例えば、イギリスの一流医学誌 *The Lancet* に、麻疹・風疹・おたふくかぜの予防接種であるMMRワクチンが自閉症の原因（の1つ）になっているのでは、という論文が掲載されました（Wakefieldら、1998年）。ところが、この論文の内容は現在では誤りで、MMRワクチンを接種しても自閉症を起こすことはないと考えられています。自閉症になった子どもの多くはMMRワクチンを事前に接種されていますから、MMRワクチンを打った後に、自閉症になったという事実が残ります。それが、いつのまにか「MMRワクチンのせいで自閉症になった」と解釈したことから起きた誤謬でした。これも一種の三た論法といってよいでしょう。

この論文はなんと、「掲載に値しない」という再評価がなされ、*The Lancet* は「この論文は掲載すべきではなかった」と遺憾の意を表明したのでした。

まあ、このような極端な例はそんなにしょっちゅうは起きませんが、それでも一流誌に載った論文は完璧で無謬なんてことはありません。すべての論文にはいくつもの瑕疵があります。瑕疵のない論文は皆無です。したがって、医者は論文を読んで、「へえ、*New England Journal of Medicine* でこんな論文が載っていた。じゃ、言われた通りに明日からこの薬を使っちゃお」なんてのんきな解釈はしません。どんな雑誌に掲載されようと、論文はきちんと読んで、それが妥当な科学的な言説であるのか評価しなくてはいけません。これを「批判的吟味」と呼びます。

もちろん、科学論文ですから瑕疵をなくすために最大限の努力を医学者は行います。データの量はどう設定されているか、データの質はどうか、論文の解釈は妥当だったか、と厳しい吟味を重ねていくのです。

瑕疵があるから価値がある

論文を読む上で一番大事だと私が思うのは、方法や結果ではなく、「制限」の部分です。英語ではこれを limitation と呼びます。もちろん、研究において方法や結果は重要です。重要ですが、この部分よりも論文の価値の高い低いを区別するのにとても役に立つのが、論文の終わりのほう、考察の部分に出てくる「制限」なのです。

制限とは、論文を書いた著者自身が「自分の論文にはこのような欠点がありますよ」と表明する部分を言います。科学者がいくら完璧な論文を書きたくても、いろいろな制約があるため、100%完璧な研究はあり得ません。研究費が不十分で検査のお金が足りなかった、時間がなくて十分なデータが集まらなかった、患者さんがあまり研究に参加してくれなかった……といった即物的な制限もあります。手術の効果を厳密に見るため、開腹するけど実際には手術をしないグループと比較する、という手術のやり方があります（これをシャム手術と呼びます）。メスでお腹を切って手術をしないというのは倫理的にどうなの？という批判もあります。現在、学術研究は内外の倫理委員会の認可を受けてからやるのが通常ですから、ときに倫理的な理由で、科学的な吟味としては少し問題があるけど、これ以上やると許されませんよという部分がどうしても生じます。これも制限の1つです。また、ある治療法がどんなに優れていても、その研究の対象者が白人だったり、男性だったり、中年の人が中心であれば「では、黒人や黄色人種ではどうなの？　女性では？　高齢者や小児ではどうなるの？」という疑問もわいてくるでしょう。いろいろな人種を集めて研究したとしても、「では腎臓に病気のある人ではどうなの？」とか、「こういう薬を飲んでいる人でやっても安全で効果があるの？」と細かい疑問は次々にわいてきます。すべての人に適用できる、すべての条件における疑問に答えられる臨床研究を行うことは、原理的に不可能なのです。どんなに素晴らしい一流誌に載っている論文でも瑕疵は必ずあると言ったのは、そのためです。

瑕疵があることそのものは必ずしも学術論文の価値を落とすものではありません。瑕疵はあるのです。それは原理的に完全には排除しきれないのですから。

では、医学者はどうしたらこの問題を克服できるのでしょうか。

医学者にできる唯一のことは、瑕疵の存在を認め、それを認識し、それを開示することしかないのです。「私たちの論文は全力を尽くしてここまで新しいことがわかりました。でも、あれやこれやの欠点はあります。それをここに表明します」と言うよりほかないのです。

瑕疵の表明こそが論文の価値を高めてくれます。

でも、日本の学術論文には残念ながらこの「制限」をきちんと書いていないものが多いのです。日本発の学術論文の最大の欠点がここにあると私は思っています。「こんなことがわかりました」「こんな事実が出ました」といいことばかり書いて、その欠点を吟味した議論がありません。これは質の低い論文です。欠点を表明した論文こそが質が高く、価値の高い論文で、「俺の論文って完璧」という論文はダメなのです。

バイアスの排除は原理的に不可能

さて、論文の評価をするときに大切なのは「バイアスを見抜く」ことにあります。バイアス(bias)とは、偏見、先入観のような意味を持つ英語です。論文はできるだけ客観的に、科学的に作るものですが、どうしても私たち医者は先入観を持っています。特に問題なのは私たちの主義・主張です。「この治療は効くと思う」「この検査はいいと思う」という思い入れがどうしても入ってきます。先入観が入ります。いくら虚心坦懐に誠実に、客観的に研究を進めようと思っても、私たちのバイアスは完全には排除できません。都合のいいデータは強調し、都合の悪いデータは過小評価したり、ひどい場合には隠蔽したり、データをねつ造したりします。

２０００年、*New England Journal of Medicine* にＶＩＧＯＲ（Vioxx Gastrointestinal Outcomes Research）と呼ばれる研究に関する論文が掲載されました。Ｃｏｘ２阻害薬と呼ばれる鎮痛薬が関節リウマチの患者に効果的で、かつ従来の薬よりも消化管出血などの副作用が少ないという論文でした。ところが、この論文に出された研究データには、実は心筋梗塞などの副作用が起きていたことがわかっていたのです。しかし、なんとこの論文を書いた著者たちは、その事実をあえて隠蔽して提出したのでした。薬を製造し、研究のスポンサーになっていたメルク社が、自社の製品を売り出すために意図的に隠蔽したのでした。ビオックスと呼ばれるこの薬は、いったん承認、販売されていたのですが、このようなスキャンダルが明るみに出て承認を取り消されてしまいました。洋の東西を問わず医学の領域だけでなく、このような隠蔽事件はしばしば起きます（明るみに出たものだけでも……）。

都合の悪いデータは出さず、都合のいいデータだけ強調するといった微妙な隠蔽、ねつ造工作はしばしば行われます。

このように、バイアスというのは研究の質を低めてしまいます。そこで、バイアスを排除するために、医者も工夫しました。

まず、研究者にブラインド化ということを行いました。ブラインドとは「覆い隠して見えなくする」という意味です。ここでは、新薬を飲んでいる患者が誰かわからないようにするのです。例えば、吉田さんは新薬を飲んでいて、田中さんは飲んでいないとわかっていると、「新薬は効いていると思う」という主張をしている研究者が吉田さんだけえこひいきして丁寧に治療して、田中さんはぞんざいに診療しかねません。本人は「そんなことはない、みんな平等にやっている」と思っていても、無意識にそのようなことを行いかねないのです。

出版バイアスというのもあります。「新薬の効果がある」という論文は掲載されやすいですが、「効かない」という論文はお蔵入りになりやすいのです。スポンサーになっている製薬メーカーが「それは出さないでほしい」と圧力をかけることもあるでしょうし、新薬は効くと信じている研究者が自分の学説を否定するデータを出したくないときもあるでしょう。これを防ぐために、現在諸外国では臨床試験を始める前に登録させることになっています。最初に登録した研究は、かならず結果を発表しなければなりません。そして、事前に登録しない研究は学術誌に掲載されないのです。これで出版バイアスを防止しようというのです。

このように、いろいろとバイアスを排除する技術は進歩しています。けれども、原理的には、完璧にバイアスをゼロにする方法はありません。それは排除しようのないバイアスが存在するからです。

それは、読み手のバイアスです。

論文の質を下げるバイアスを排除するために、論文の書き手には様々な制約があります。一所懸命にバイアスを排除しようとするのです。しかし、論文の読み手には何の制約もありません。第三者機関の監査もつきません。読み手は自由に論文を読むことができます。斜め読みをするのも、行間まで読み込む精読も、タイトルだけ読むのも自由です。当然、誤読も自由に行うことが可能です。

論文の読み手も、当然論文の内容・領域に高い関心を持っている人たちで、しばしばその道の専門家です（そうでなければ、面倒くさくて読まないでしょう）。で、当然読み手にも主義・主張があります。自分の主義・主張に合致した論文であれば、「よっしゃ、俺の言った通りじゃないか」と諸手を挙げて賛成するでしょう。多少の瑕疵には目をつぶるでしょう。あばたもえくぼ、というわけです。しかし、自分の主義・主張に反する内容であれば、「何だこの論文は。サンプルの数が足りないじゃないか。統計処理にミスがあるぞ。それにスポンサーはこの薬の製造者じゃないか。バイアスがかかっとる。わしゃ、こんな論文絶対に認めんぞ」となるわけです。要するに、最終的には読み手の好き嫌いが論文の評価を分けるわけです。

私自身も、自分の専門領域に主義・主張があります。ですから、論文の読み方にも当然バイアスがかかっています。論文をほめたりけなしたりも、その主義・主張を土台にしていますから、到底フェアに公正に読んでいるとは言えないでしょう。

医者の主義・主張そのものだって、バイアスになるに決まっています。そして主義・主張を全く持っていない医者なんて、金銭欲のない商売人くらいまれな事象ですから、それを排除することは不可能です。EBMは長らくバイアスとの戦いでしたが、そもそも研究者そのものにある内なるバイアスや、論文の読者に備わったバイアスは除去しようがないのです。だから、私たちにできるのは、そのような内なるバイアスに自覚的であり、それを明示することだけだと思うのです。「私は、がんは切ったらダメだと思い込んでいる主張を持っています」とか、「私は世の中のほとんどの害悪は薬害だと信じ込んでいます」とか。

そのような自己内の主義・主張、信念を開示し、明示化することで逆にそれらは相対化されていきます。「しょせんそれは主義・主張、信念のなせる業じゃないか」といったん懐疑的に見直すチャンスが生まれるのです。これがうまくいく保証はどこにもないのですが、これ以外の方法もどこにもないと思います。

第11章　価値交換としての医療の価値

女は子供を「産む機械」だと云われて、あんなヒステリックになるなんて女が廃《すた》るではないか。はいはいそうですよ、男は単なる種馬ですわな、機械以下ですわ、しっかりがんばりなと笑っていればいいではないか。

産む自由、産まない自由なんて云うな、子供はさずかりものです。さずかったものをみんなで育てていかなければいけないではないか。健全とか不健全なんて云われてさわぐな。健全だけじゃ世の中うまく回らんし、自分が健全と思うのも思い上がりではないか。健全なんてないんのよ。

佐野洋子『役にたたない日々』

老化は病気か

さて、これまで繰り返し「病気は実在せず、医者に意図的に、恣意的に認識された現象にすぎない」という説明をしてきました。

それでも納得いかない人もいるのではないでしょうか。「やっぱり病気は実在する」、そう主張する人もいるかもしれません。

「なぜなら、病気は苦しみや痛み、そして人を死に至らしめる。そういうものは現実に存在する。だから、『病気が実在しない』なんてまやかしにすぎない」と。「たとえ無症状の高血圧、糖尿病、高コレステロール血症などのメタボであっても、将来は苦しい心筋梗塞や脳卒中の原因になる（かもしれない）。だから、これらは病気が実在することの立派な証しなのだ」と。

確かに、病気になると苦しいことも多いですし、痛いこともあります。そして、病気の結果、死んでしまうこともあるでしょう。でも、それでは病気の実在を証明したことにはなりません。痛かったり、苦しかったり、死んだりすることが病気であることの証しではないということです。いったい、どういうことでしょうか。

ここで一度考えてみましょう。例えば、苦しい、（ときに）痛い、そして死んでしまう現象を私たちはすべて病気と認識しているでしょうか。

そんなことはありません。例えば老化です。

老化そのものは人を死に至らしめます。ときに苦しく、痛いです。でも、老化は病気とは認識されていません。高齢者を病人扱いすることがきまりが悪いせいなのかもしれませんし、老化を「病気」と認定してしまうと、それを治療しなければならないという難事が待っています。そうしたら医療費がかかって仕方がないからかもしれません。

いずれにしても、老化は現在の世の中では病気と認識されていません。そして、原理的には病気と認識されてはいけない根拠はどこにもないのです。病気はあくまで恣意的に決定され、決めつけられ、認識される現象ですから、人がある状態や現象を病気と呼ぶか呼ばないかの違いには、根拠は存在しないのです。老化を病気と呼ばないのは、私たちがそう呼びたくないからという理由でしか説明しようがないのです。

もちろん、もしかしたら将来、老化も病気であると言い出す人が出てくるかもしれません。アンチエイジングという考え方があります。あれが病気を治す医療行為と認識されたら、将来はアンチエイジングも医療保険の適用になる時代がくるかもしれません。勃起障害は、「年を取って立たなくなった」単なる老化現象でしたが、いまではＥＤ（erectile dysfunction）という立派な病気です。閉経も「病気」と認識される時代がくるかもしれません。ある現象を病気と呼ぶかどうかは、その社会や構成員たる人たちの完全な自由なのですから。

いずれにしても、痛くて苦しくて死んでしまうような現象があるということで病気の実在は証明できません。どんなにがんばっても、病気は恣意的に規定される現象としか呼べないのです。

治療しなければならないと決めつけない

病気は実在せず、単に認識される現象でしかありません。そして、私はそのことそのものは、さしたる問題ではないと思います。現象は現象として認めてしまえば、そんなに困ることはないのです。

問題は、そのような恣意的な存在でしかない病気を実在すると信じ込み、そしてそれを「病気があるから」という理由で「治療しなければならない」と決めつける態度にあると思います。

その「強制性」こそが問題なのです。病気と認識されたら治療しなければならない、といったような。これは行政や医者のエゴ、あるいは患者さんの思い込みからそういう現象が起きます。

例えば、女性の高コレステロール血症は病気と認識されますが、本当に治療しなければならないのかはまだ決着が付いていません。もう少し説明を追加すると、(女性については)コレステロールを下げる治療をしても、将来の脳卒中や心筋梗塞が予防できるかはわからないのです。大抵の場合、高コレステロール血症そのものは無症状。痛くもかゆくもありません。お金のかかる、副作用が起きるかもしれない薬を飲んでも「まあしょうがないか」と納得することができるでしょうか。治療の価値があるかどうかもわからないのに、「そこに病気があるから」という理由だけで全例治療をするのはどうでしょう。

あるいは、「将来」女性に対するコレステロールの治療も効果がある、と判明するかもしれません。そういう研究が出てこないとも限りません。でも、それが「どの程度」効くのか、「何に」効くのか、そして自分の目的に合致しているのかは、1つひとつ丁寧に検証してみる価値があるのではないでしょうか。

血中の尿酸値が高いと痛風《つうふう》という足が痛くなる病気になることがあります。風が吹いても痛いというぐらいの激烈な痛みを足の親指などに起こすのが痛風発作です。でも、尿酸値が高い人を全部薬で治療しなければならないかというとそうでもありません。多くの方は、検査数値が異常であっても痛風発作を起こさないのです。

検査数値が異常だと治療を正当化したくなるというのは、日本の医者の悪い癖です。そう決めつける必要はないのです。

名郷直樹氏の『治療をためらうあなたは案外正しい』は目から鱗の本で、私の病気に対する認識を改めてくれます。例えば、高血圧を治療せずに放っておいた場合、治療した場合に比べて脳卒中になるリスクは高まります。けれども、実は治療しなくても90％の人は脳卒中にはなりません。確かに、高血圧は治療したほうがより脳卒中は防げるのですが、治療より他のオプション、選択肢は「あり得ない」と決めつけることができるかというと、それはちょっとわからないかもしれません。

病気は実在しない現象です。ある現象を「病気」と呼ぶのも、病気を見つけてすべて治療しようという態度も、恣意的なものにすぎません。

しかし、そこに強制性が入った場合、それは私たち1人ひとりの生き方やあり方そのものに強制性を与えることになります。私たちはどのように生き、そしてどのように死んでいくのか、自分の意志で決めることができると私は思います。なぜ病気という現象を軸に生き方や死に方を強制されるのでしょうか。少なくとも、そうではない考え方はあるのではないでしょうか。

病気とは価値交換

なぜ私たちは医療行為を受けるのでしょう。健康になるため？　病気を治すため？　でも、病気は実在しないのです。私たちはある現象を「病気」と恣意的に呼んでいるのにすぎません。私たちが高血圧や糖尿病やがんや感染症を「病気」と認識するのをやめれば、病気そのものが消失します。そうすると、私たちが病院に行って医者にかかる理由そのものが消失するかもしれません。

ですから、医療行為を受ける根源的な理由は、「そこに病気があるから」ではないと私は思います。そう考えてしまうと、認識のあり方次第で医療行為の意味がなくなってしまいます。私たち医者のレゾンデートル（存在理由）も消失です。

では、医療行為は意味のない行為なのでしょうか。医者や医療は意味のない、虚しい存在なのでしょうか。

そうではない、と私は思います。

医者にも医療にも、ちゃんと存在価値がある。でもそれは、病気を認識して病気を治すというオートマティズム、思い込みではないと思います。そこに私たちの価値があるのではありません。

では、医療行為とは何かというと、何のためにするかというと、それは個人個人の価値観との交換行為のためだと私は思います。

医療行為と価値観の交換行為？　いったい、どういうことでしょう。

「がんにだけはなりたくない」という価値観を持った人がいるとしましょう。がん検診はその人には有用なものでしょう。「がんになりたくない」という価値観と検診という医療行為を交換することで、その人の目的を果たすことができます。医療者はその媒介をするのです。そのとき、医療はその人にとって役に立つ存在なのです。

こういう人に、「がん検診は総死亡率を下げないから意味がない」といっても仕方がありません。その人にとって、総死亡率なんて関係ない話なのですから。意味がないかどうかは、その人の関心、価値観に依存しているのです。関心相関的に意味が与えられたり与えられなかったりするのです。他の人がどのような主張をしても仕方がないのです。何を目的に据えるかによって、ある行為の価値は決定されます。その人の目的に照らし合わせて意味のある行為であれば、それは意味のある医療なのです。

逆に、「自分は病気ひとつしたことがない。医者にもかかりたくない。このまま元気でうまいものを食べて、うまい酒を飲んで、タバコをすぱすぱ吸って、ぽっくり死んでしまいたい」という人がいたとしましょう。そういう人にとってがん検診とはお金の無駄遣いであり、苦痛以外の何物でもありません。そんなお金があればタバコやお酒を買うことを選びたいというのがその人の本音ではないでしょうか。この場合、医療行為と交換するような価値観をその人は持っていませんから、医療行為に意味はなくなってしまうと言えるのです。「医者なんかにはかかりたくない」という関心と目的をその人が持っている以上、がん検診はその目的に合致した価値をもたらさないからです。

長寿国になることが目的なのか

「そんなことをしたら、病人がほったらかしになって、世界最高の長寿国である日本はダメになってしまうぞ」という意見があるかもしれません。「長寿国ナンバーワンの地位も他の国に奪われてしまうではないか」と。

では、ここで問い直してみたいのです。そもそもなぜ、長寿国になる必要があるのでしょう。

もちろん、長生きは価値の１つだと思います。もっとも、私は長生きをまだしたことがないので、その本当の価値については理解していないかもしれません。いずれにしても、私は長寿という価値観そのものを否定する気は全くありません。

私の個人的な意見でも、（関心相関的に）私は長生きしたいと思っています。でもそれは、私は愛する人と一緒に長く生きていたいからであり、その愛する人より先に死んでしまうことでその人を悲しませたくない、そういう個人的な感情・関心に基づいています。決して長寿国日本のステータスに貢献したいからではありません。

こう問うてみたいのです。長寿は価値の１つでしょう。でも、長寿は価値のすべてでしょうか、と。そしてさらに問うてみたいのです。すべての価値を否定してでも、長寿はそれを凌駕するぐらい巨大な価値でしょうか、と。

そうではないでしょう。例えば、末期がんで痛みに苦しむ患者さんがいます。痛みを取るために、患者さんには最大限の痛み止めが投与されます。この患者さんにがんの治療を行うとして、それが例えば１か月の寿命を延ばす効果しかない場合、この患者さんに、苦しみに耐えて痛みに耐えてがんの治療を続けなさい、と言えるでしょうか。寿命の延長は、すべての価値を凌駕する絶対的な価値とは言えないかもしれないのです。

現在は化学療法や放射線治療、それに手術そのものが患者さんの苦痛を緩和するために行われることもあります。例えば、大腸がんが進行した患者さんでは、腸が詰まってお腹が痛くなるので、手術をしてストーマ（人工肛門）というものを付けます。大腸がんが切除できればそれでよいのですが、切除できない場合もストーマをしばしば設けます。腸が詰まって苦しむ事態がこれで回避できるのです。これは、苦痛を取り除くという価値観と合致した、価値観と医療行為との健全な交換行為です。だから、まっとうな医療と考えてよいと思います。

最近は緩和ケアという領域が日本でも普及してきました。積極的にがんと闘うだけでなく、がんの苦しみも緩和しましょうという価値観を大事だと考える人が出てきたからでしょう。

私は「がんと闘うな」とか「がんと闘ってがんばっている人は無駄なことをしている」なんて主張したいわけではありません。がんと最後まで闘いたいという価値観を持った人にとっては、徹底的ながん治療こそが健全な価値交換だからです。そのような価値観を持っている場合は、最後の最後までがんと闘い抜くことこそが、健全な価値交換、健全な医療だと言えるわけです。

ただ、長寿というのは「価値の1つ」ではあるけれども「価値のすべて」ではなく、他の価値と原則的には等価だと思います。あとは、どの価値観をより大事にするかという個人の問題になるのではないか、そう思うのです。そうでなければ、例えば大病で余命が規定されてしまった人には価値が存在しないということになってしまいます。

私たちは、必ずいつかは死ぬものと決まっています。長寿と交換可能な価値が人間にならなければ、いずれは総死亡率100%の私たちの人生は、とても虚しいものになってしまわないでしょうか。

あからさまな病気、ささやかな病気

医学が未熟だった昔には、病気はもっともっとあからさまなものでした。子どもが感染症にかかって死ぬ。崖から落ちて死ぬ。感染症やけがが人を否応なく、突然殺していたわけです。昨日まで元気だった人が急に亡くなるというのは、あまり容認できないことでしょう。私だって明日急に死にたくはないし、私が大事にしている、愛している人を、そんな形で失いたくはありません。

昔は、このように病気というものはあからさまな現象でした。その悲惨さはあからさまで、わかりやすく、コンセンサスも得やすいものでした。そして、それに対する価値観も大体共通していたように想像します。「病気になりたくてしようがない」という人はほとんどおらず、「そんな怖い病気にはなりたくないし、なっても治りたい」とほとんどの人が思っていたでしょう。

ですから、医療者も、ある意味、楽だったと思います。とにかく病気を見つけて治すということで大抵の価値観は統一されていますから、うだうだ悩む必要はなかったのでしょう。感染症には抗生物質、外傷は手術というように、わかりやすい構図ができていたのです。

私はときどきカンボジアの病院に行きます。向こうの医者たちの教育というボランティア活動を行うためです。ボランティア活動というとずいぶん立派な活動みたいですが、カンボジアの医療事情やカンボジアの医者の考え方を勉強できるので、私自身もずいぶん得をしています。もちろん、カンボジアという国を訪問するということそのものも楽しい体験です。

さて、カンボジアは残念ながらとても貧しい国で、医療制度もそれほど整備されていません。ちょうど昔の日本と同じです。だから、「検査が異常」という理由だけで病院を受診する人は少ないですし、そもそも健診そのものを受けていない人がほとんどです。患者さんも貧しいですから、いよいよ具合が悪くならないと簡単に病院にはきません。入院病棟に行くと、日本の病院とは比べものにならないくらいの重症患者さんが多いです。病気としては、あからさまな病気が多く、治療をすることも当然視されやすいのです。

日本は違います。現在の日本では、病気というのはそんなにあからさまではありません。現代日本では、病気という現象ははるかに多様で複雑で、そしてたくさんの要素をはらむようになりました。わかりにくくなりました。あからさまな病気というよりは、「ささやかな病気」と呼んだほうがよいかもしれません。

血液検査が異常という「ささやかな病気」。あからさまな病気のように、誰もが同じ価値観で医療行為と交換できるでしょうか。そうとは限らないと思います。各人各様の価値の交換行為のあり方を模索しなければなりません。それが現代のささやかな病気という現象のあり方だと思います。

目的を持って価値交換しよう

そこで大事なのは、「目的（あるいは関心）」と「価値」です。病気は現象ですから実在しません。それをどう認識し、対応するか。治療するのか、しないのか。一義的には決定しようがありませんし、またその必要もないでしょう。これを決定するためには、医療の目的を明確にしなければなりません。自分の価値観も明確にしなくてはなりません。自分の目的を明確にして、価値観を明らかにして、初めてその目的に合致する形で価値の交換作業を行うことができるのです。これで初めて健全な医療を行うことができます。

「痛いのは嫌だ」という価値を持つ患者さんの痛風発作。痛み止めで治療したり、尿酸値を下げる薬を飲んでもらったり、食事やお酒に気を遣ってもらって予防をするというのは、その人の「価値」に合致した医療でしょう。ですから、その価値に合致した形で治療プランを立てられます。

もし、「痛いのは嫌だけど、酒は飲みたい。1年に1回くらいの発作ならなんとかがまんできる。それをがまんしてでも俺はビールを飲むんだ」という生き方の人がいるとしましょう。大抵の医者は「あんた、そんな不摂生なことでどうするの。ビールなんて論外、だめだめ」と指導することでしょう。でも、もしかしたらそれは医療者のお節介かもしれません。痛風発作を1年に1回は許容している人にとって、おいしいビールの価値はそれをも上回るのかもしれません。どちらがより大事かを私たちが勝手に決めていいのかどうか、少なくとも私にはわかりません。医療は価値の交換をする媒介物にすぎないとすれば、当人の価値に合致しない医療は「余計なお世話」なのではないでしょうか。

喫煙は絶対悪か

タバコを吸う権利はあるのかどうかという点についても同様だと思います。少なくとも、ちゃんと健康被害の情報を認識している場合、それを拒む権利が医療者にあるかというと微妙だと思います。そうではないと主張する医者も多いでしょうが、長々と考えてみて、私という医者が患者さんにタバコを吸わせない根拠は乏しいのです。

それは、タバコと健康は価値の交換関係だからです。あるいはタバコと病気の交換関係と呼んだほうがよいかもしれません。

確かに、タバコは心筋梗塞や肺がん、その他諸々の病気の遠因になっています。だから、健康を害する可能性は高く、寿命も短くなる可能性は高いでしょう。大抵の人は、そのような情報提供が十分に行われればタバコはやめてしまうかもしれません。しかし、自分の意志でそれでも吸うと覚悟を決めている場合は、それを拒むことはできないように思います。

もちろん、タバコには依存性があります。本人がやめたいのにやめられないと困っているのなら、喫煙行為はその人の目的や意図に由来するものではありません。このときは医療者がお節介根性を出して介入する価値はあるでしょう。薬物療法、カウンセリング、いろいろなやり方でタバコをやめる支援は可能です。その場合、禁煙という行為がその人の真の目的と合致しているのですから、それはそれでいいのです。

まわりの人が迷惑をしている、副流煙で他人が病気を起こしそう。この場合はお願いして1人で吸ってもらうのがいいでしょう。他人に迷惑をかけてまで自分の自由にしてよいとは一般の人間社会では了解されていませんから、それは認められないわけです。いくら病気は当人の価値との交換で治療されたりされなかったりするといっても、他人に迷惑をかけてまで自分の価値を押し通す権利は誰にもないでしょう。人間は他人に積極的に迷惑をかける強い権利を持っていないと思うからです。嫌煙権という言葉がありますが、これも尊重されるべきでしょう。

このような制約をすべてクリアした上で、それでもタバコを吸いたくて吸いたくて仕方がない、という人がいたとしましょう。まあ、この段階になるとさすがにほとんどの人は喫煙をやめてしまうかもしれませんが、多くの喫煙者は、情報を十分に与えられていないことが理由でタバコを吸っているのです。けれども、それでも覚悟をして喫煙すると決めた場合は、それは少なくとも私という医者の立場からは、どうしても否定できません。

この話を書いていて思い出した患者さんがいます。ニューヨークで診ていたレズビアンの女性で、進行したエイズの患者さんでした。ＰＭＬと呼ばれる脳の病気、リンパ腫と言われるがんの一種、肺炎、脳炎などエイズの合併症のオンパレードで、正直助からないいんじゃないかと病棟で思っていた重症患者さんでした。それでも死線を乗り越え、なんとか安全域まで免疫細胞を取り戻すことができ、外来で通院するようになったのです。たくさんの薬を飲み、しょっちゅう私の外来にやってきて、お金もなく、仕事もなく、病気の合併症で歩くことも困難な、つらい立場にいる患者さんでした。この方が、「こんなにつらいことばかりの人生だけど、タバコだけがあたしの楽しみ」と1日1箱吸っていたのでした。私には、「体に悪いから、タバコはやめなさい」とはとても言えませんでした。通俗的には人間の幸せの根拠となる事物をほとんどすべて失ってしまった彼女にとって、タバコはただひとつ残された幸福の源泉のように見えたからです（もちろん、非通俗的には彼女は大切なものを他にもたくさん持っていましたが。例えば、エイズという病気を持ってそれとまっとうに対峙していることなど）。医療を患者さんの目的・関心から逆算した価値との交換作業であると解釈すれば、この方にとっての禁煙指導は意味の小さいものであると感じたのでした。

喫煙者が肺がんや心筋梗塞になると、医療費を膨大に消費する。医療費の多くは税金や公的医療保険などの公共のお金をプールしたものですから、これはみんなのお金を無駄遣いしている、だから喫煙は許容されない……。こんな意見を聞くことがあります。「公共の資源を自業自得の喫煙者に用いるのはけしからん」というわけです。

このような議論を必ずしも否定するものではありません。しかし、医者という私の立場からはこのような感じ方はしたくないなあ、と思っています。医者は、患者の苦痛や苦悩や病気が自業自得であれ、そうでない理由であれ、それとは全く無関係に支援する立場の人間だと私は信じているからです。医者の仕事は、患者さんの道徳観念や社会性を判定することではないと思っているからです。どのような理由であっても苦痛や苦悩や病気に対する価値交換を求めてきた場合、全力を挙げて、目の前にあるリソースを活用して、その価値交換を達成するよう尽くすことだと思っているからです。これは私のプロとしての矜恃です。

医療は総じてリスクとの価値交換

大抵の感染症は他人への感染性を持っています。社会正義という観点から言いますと、梅毒やエイズの患者さんが「それと知りながら」コンドームを付けずに他人とセックスをしたり、痰から結核菌を出している患者さんが「それと知りながら」あちこち闊歩して他人に結核をうつしたりすることは、これは許容されることではないでしょう。

けれども、「他人に迷惑をかけない」という条件を満たした範囲内で自分の価値観と合致しない場合、その医療は目的を果たしているかという一考察は、やってみるべきだと思います。少なくとも、一義的にそこに病気がある、だから治療とか、それが総死亡率を減らす、だから治療とか、逆に死亡率を減らしたりはしない、だから治療しない、などと「決めつけて」はいけないように思います。

例えば、自動車の運転は体に悪い、健康に害を与える行為でしょう。運転をすることにより、例えば交通事故による死亡のリスクは増しているはずです。その証拠に、これが自動車保険に入る理由の1つとなっています。自動車の運転が事故のリスク、事故死のリスクの全くない行為であれば、自動車保険の存在理由の大きな部分が失われてしまいます。では、自動車の運転は健康や長寿という観点から禁止されるべきか。たぶん、大抵の人はそのような議論をバカバカしいと笑うでしょう。大抵の人にとっては、これは価値の交換作業がうまくいっていない滑稽な考え方だからです。ただし、そのような価値観を持つ人が「おれは事故が怖いから車は絶対運転しない」という判断をすることも、またまっとうな考えだと思いますが。

長寿を唯一の価値とする場合、自動車の運転も飛行機に乗るのもやめたほうがよいということになります。もちろん、それも考え方の1つでしょう。でも、大抵の人はこのような考え方を奇異に思うのではないでしょうか。でも、「病気を認識したら全部治療」という考え方の構造は、こういうやや奇異な考え方と同じなのではないでしょうか。

あらゆる部分で、私たちの生活はリスクに満ちています。そして、私たちはそれと知りながら病気を含めたリスクを甘受して生きています。タバコを吸う、酒を飲む、寝不足、過労、ストレス（そして人付き合い！）、カロリーの過剰摂取、過度のダイエット、運動不足、運動のしすぎ、すべて健康に対してある程度の害があるでしょうが、トレードオフとして別の価値（個人にとって大切だと信じることのできる価値）と交換しているから、そのリスクは許容されていると言えます。どの程度のリスクがどの程度まで許容できるかは、これは個々の判断によるものとしか言えません。大切なのは、リスクに対する「程度」の情報が十分に提供され、理解されていることでしょう。

多くの医者が「医者の不養生」と言われながら不摂生な生活を続けています。もっとも健康に関する情報を入手できる立場にいるにもかかわらず、です。多くの日本の医者は喫煙者ですし、飲酒者ですし、大抵は過剰労働で睡眠不足で、栄養過多か栄養不良で、運動不足で、メタボです。私たち医者は、健康を犠牲にして生きていますが、そういう生き方を選んでしまったのです。これもやはり病との交換関係です。でも、そうと知りながらそのような生き方を選択してしまった以上、他人がこれを修正・強制することは困難かもしれません。

ほとんどすべての事物の獲得は、病気の可能性との交換です。勉強のしすぎも運動のしすぎもセックスのしすぎも病気の原因となります。こんにゃくゼリーを食べるとのどが詰まるというので販売停止にしろ、という議論がありました。しかし、実際にはもちをのどに詰まらせて死亡する高齢者のほうが多いのだそうです。同じ論理を用いれば、「もちの販売も禁止しろ」という話になるはずですが、そういう議論は起きません。バカバカしくて起こせないのでしょう。私たちは、もちという普遍的な価値を大切にしており、ある程度の病気や死との交換のリスクは甘受してもかまわない、少なくとも、もちは日本人にとってこんにゃくゼリーよりも普遍的で大切で排除が困難であり、より価値が高いものであると考えているからでしょう。そういう価値観の交換が行われている限り、こんにゃくゼリーはダメだけどもちは大丈夫という一見理不尽なダブルスタンダードも、実はすんなり理解できるかもしれません。

新型インフルエンザも価値交換

新型インフルエンザのリスクを完全に回避する方法があります。それはとても簡単です。家に閉じこもって、外に出なければよいのです。そして、他人との交流をゼロにすればよいのです。そうすれば、あなたは絶対に新型インフルエンザになることはありません。

しかしながら、これは全く意味のない対策ですね。ほとんど治ってしまう新型インフルエンザのリスクを回避するのに、あまりにも失うものが多すぎると言えるでしょう。

新型インフルエンザのリスクについて、いろいろな人から質問を受けました。人混みを避ける、マスクをつける、手を洗う、それぞれの対策がそれなりにリスクを減らすのに役に立っているでしょう。「ある程度」は役に立つでしょう。

でも、どの方法をとっても新型インフルエンザのリスクをゼロにすることは不可能です。

ゼロリスクは、求めてはいけない非現実的な目標です。また、それを求めると失うものが多くなりすぎるのです。

だから、マスクを適切に着用してインフルエンザのリスクを回避するのは、これはまっとうなやり方でしょう。でも、マスクが買い占められたり、買い占められたがゆえに買えなくなって絶望的な気分になったり、マスクをしていないからといって白い目で見られたり糾弾されたり、これは本来の目的から照らし合わせるとむしろマイナス面が多くなってしまう、本末転倒な状態でしょう。健康のためにマスクをしていたのに、このようなストレス下では不健康になってしまいそうです。

リスクの否定とルサンチマン

昔は、子どもの命はいまよりもずっと軽く、小児の死亡率は高いものでした。現在の途上国などもそうですが、多産で多死。妊娠・分娩・出産のリスクも高く、子どもを産み育てるということは、母親にとっても子どもにとってもリスクの高い行為だったのです。また、元気に生まれたとしても、その後子どもは感染症で死亡し、交通事故で死亡し、溺死し、いろいろな理由で死んでいました。

私の父には兄がいたと聞きますが、生後まもなく亡くなったようです。当時は、そういうことは珍しくはなかったようです。

現在、新生児の死亡率は非常に低くなりました。確かに、子どもが理不尽に死んでしまうよりは無事に生まれて育ったほうがいいに決まっていますから、このことそのものは結構なことだと思います。しかし、「新生児は死なないほうがいい」というスローガンが「新生児は死ぬべきではない」となり、これがさらに「死ぬはずはない」という命題にいつのまにか変換されてしまい、このことが若干ゆがんだコンセプトを生んでしまうに至りました。リスクの見積もりを間違うと、ゆがんだ価値交換を医療現場にもたらすことがあるわけです。

妊娠することは、母親にとっても子どもにとっても、一定のリスクを持っています。でも、そのリスクを凌駕するような価値があると判断するから人は妊娠し、そして出産に至るのでしょう。そのような価値を持たないままでの妊娠が、いわゆる「望まない妊娠」として認識されるのだと思います。科学・技術の進歩により、そのリスクは減少しました。でも、どんなにリスクを減らしても、それはゼロにはできません。この少ないけれども消すことのできないリスクを認識せずに妊娠・出産してしまうと、健全な価値交換ができなくなってしまうのです。このような場合、出産時のトラブルが生じたとき、リスクが生じたときにルサンチマンが生じます。

医療行為におけるルサンチマンとは、価値交換の際に必要なリスクの見積もりが何らかの理由で妥当に行えなかった場合、あるいはリスクの見積もりそのものをしないままに価値交換を試みたときに起きるのだと思います。いわゆる「大野病院事件」と呼ばれる妊婦の死亡事件（編集部注：帝王切開手術をした執刀医が業務上過失致死傷罪と医師法違反で逮捕・起訴された事件。後に無罪）にもこの問題が関係していたと私は考えています。また、多くの妊婦が未受診なままで陣痛・分娩に至ったり、妊娠に関わるその他の合併症を併発したりしています。この場合も十分な情報提供や対話がないままにいきなり医療という価値交換の場に引きずり出されてしまうため、ルサンチマンが生じやすくなるでしょう。医療における健全な価値交換に欠かせないのは、医療者と患者の良質なコミュニケーションだからです。

妊娠は病気ではないのか

ところで、「妊娠は病気ではない」とよく言われます。その証拠に妊娠という現象には医療保険が適用されません。大抵は自治体の補助があるので、産婦人科医への通院や出産にはそんなにお金はかかりませんが。

でも、よく考えてみると、これも恣意的な取り決めでしかないと私は思います。妊娠という現象は苦痛を伴います。つわりがありますし、腰は痛くなりますし、分娩・出産も苦痛です（だと聞いています）。ですから、妊娠・出産を「病気」と認識したければ、それをしてはいけない論理的な根拠はないと思います。妊娠を病気と捉えないのは、それを（苦痛にもかかわらず）肯定的に認識する文化的な背景が、恣意的にそうさせているにすぎないのです。

ときに、妊娠している状態というのも現象にすぎません。よくアメリカの医者は「女性は妊娠しているか、していないかのどっちかしかない」と言います。で、目配せして「半分妊娠、なんて概念はないのだよ」と。これは、アメリカ人が物事を認識するときはイエスかノー、白か黒かはっきりすべきだ、妊娠と同様にあいまいな概念はダメなんだよ、と言うときのアナロジーとして用いるたとえ話です。たとえ話に使われるくらいですから、妊娠はイエスかノーの、二律背反的な概念と認識されるわけです。

ところが、何をもって妊娠と呼ぶかはそんなに簡単なことではありません。これも根源的には受精卵ができたところか、着床したときか、それが超音波で見えるようになったときか、あるいは生理が止まったときか、つわりが起きたときか、妊娠反応試験が陽性になったときか、どこをもって妊娠と呼ぶかは恣意的な判断でしかありません。「科学的」には受精卵ができたときか着床した瞬間を妊娠と呼ぶのがより自然であると思いますが、その瞬間をつかまえることは自然な妊娠ではできませんから（人工的な環境でない限り、着床した瞬間を人間は認識できません）、結局のところ、女性は「ある日突然妊婦になる」のではなく、「徐々に妊婦になっていく」のだと考えたほうが妥当だと私は思います。ただ「ある日突然妊婦と呼ばれるようになる」だけなのです。

予防接種はなぜ推奨されるべきか

子どもの命は貴重ですが、リスクを無くすことはできません。しかし、明らかなリスク減少効果をもたらす医療行為もあります。それが予防接種です。特にインフルエンザ菌、麻疹、水痘の予防接種などは小児の死亡を減らす効果が示されています。小さい子どもが感染症で突然死んだり、重い脳症などの合併症を併発したりすることを容認しない態度と価値観を持っている場合、予防接種は貴重なオプションになります。

しかし、世の中には予防接種の副作用が心配という人もいるでしょう。予防接種の副作用を起こすくらいなら死んだほうがマシ。そのようなやや極端な価値観を持つ人もいるかもしれません。それはその人の価値観ですから完全には否定できません（ただし、そのような親の価値観が、価値を表明できない子どもの死亡の遠因となった場合の倫理的な問題は残されると思います）。

ただ、日本のいけなかったところは、そのような価値観が、そのような価値観を持っていない人にまで強制されたことでした。価値観の押しつけはよくないのです。

厚生労働省の基本的な発想は「予防接種の副作用を起こすくらいなら患者が死んだほうがまし」という考え方です。そうでなければ、いまの予防接種政策をうまく説明できません。そして、このような価値観の背景には「俺は責任を取りたくない」という無責任体質があることも、まず間違いのないところだと彼らとたくさんの対話を交わした私は思います。例えば、麻疹の予防接種の副作用が起きれば厚労省は叩かれますが、麻疹で子どもが死んだとしても、それは叩かれる対象とはならないからです。どちらも子どもに害が起きているという事実に変わりはないのにもかかわらず、です。

何人たりとも自分の価値観を表明したり、それを自身に適応させたりすることは、他人に迷惑をかけない限り尊重されてもよいと思います。しかし、その価値を国民に強制したところに、日本の医療行政のパターナリズムという名の罪があるのです。

私はインフルエンザ菌の予防接種を推奨しており、日本でももっときちんと接種されるべきだと思っています。それは、物言わぬ小さな子どもが細菌性髄膜炎や急性喉頭蓋炎という死に至る病気で死んでしまう理不尽が、私の価値観では容認できないからです。予防接種でこれらの病気は予防可能ですし、ほとんどの国ではこれらの予防接種が普及しています。その結果、ほとんどの国ではこうした病気、子どもの細菌性髄膜炎や急性喉頭蓋炎がなくなりました。日本は予防接種後進国で、このような予防接種が充実していないため、いまでもこのような悲惨な病気、悲惨な死が普遍的に起きています。

ほとんどの親は、自分の子どもが「予防できるはずの病気」で死んでしまうことを容認しないでしょうし、子どもだってそんなにぽっくり死にたくはないでしょう。だから、私は予防接種を薦めるのです。

そして、予防接種へのアクセスは限りなく良好なのが望ましい。十分に情報が提供され、金銭的、物理的な障壁も最小限にするのが大事でしょう。だから、情報は「厚生労働省のホームページに書いていますー」程度では不十分でしょうし、ワクチンは無料で提供されるべきでしょうし、医療機関へのアクセスも容易で働きながら子育てをしている親でも簡単に予防接種が受けられるべきでしょうし、そのためには他の予防接種と同時に提供されてもよいと明記されるべきでしょう（日本は、科学的には支障がないと考えられている複数予防接種の同時接種を行いにくい環境にあります）。

現在、日本の予防接種は原則全員が受けなければならない定期接種と、自由に受けられる全額自己負担の任意接種に分けられていますが、私はこれをすべて任意接種にすべきだと思っています。予防接種といえども価値観の強制を行うべきではないと考えるからです。ただし、十分な情報とアクセスを提供し、任意ではあるがすべて無料にすべきだと。これがあるべき姿だと思います。それは、予防接種が何のために行われるのかという目的に照らし合わせれば当然のことであり、またそれ以外のシステムは考えられないからです。

漢方薬は効くのか

私は漢方の専門家ではありませんが、いろいろな理由で漢方薬を使います。風邪の患者さん、お腹がはっている、疲れがとれない、のどがいがらっぽい……いろいろな患者さんに用います。漢方薬を飲んでよくなったとおっしゃる患者さんもいますし、あまりぱっとしないと言われる方もいます。

漢方薬の使い方の特徴としては、病名に対してではなく、症状に対して薬を出すことが挙げられます。つまり、「C型肝炎、心筋梗塞、うつ病にこの薬」というのではなく、もし「だるい」という症状がC型肝炎、心筋梗塞、そしてうつ病を起こしているのであれば、そのすべてに同じ薬を出すことだってあり得るのです。

病気は実在せず、現象にすぎないという私の主張は、実は東洋医療の世界では「常識」でした。そのような認識の元で漢方薬は用いられていたのです。欧米の医学（いわゆる西洋医療）のような「病名」による病気の認識のされ方は恣意的なものであり、病気は実在せず、単に恣意的に認識されるだけです。ですから、それを採択しない東洋医療のような考え方、文化、態度があったとしてもむしろ当然で、何ら驚くべきことではないのでしょう。

では、漢方薬は効くのでしょうか。これは、結構議論の余地のある問題です。というのは、漢方薬の効果はくじ引き試験で効果を示されていないことが多いのです。

「いや」とある漢方医療の専門家は主張します。「漢方はもう何千年も使われている、昔からある医療である。もし漢方に効果がなければ、すでに何百年も前から廃れてしまっているに違いない。だから、漢方薬は効くのである。これが、漢方医療が効果があるという私なりの『エビデンス』である」と。

うーん。本当でしょうか。例えば、こんなふうに反論することはできるかもしれません。「何千年もあるのにいわゆるエビデンスが出ないというのは、逆に疑いの目を向けられてもいいのかもしれませんね」と。

もともと、東洋の文化は西洋の文化と異なり、弁証法が用いられてきませんでした。ソクラテス、プラトンの時代から西洋文化では、現状のデフォルトの考え方に疑問を投げかけ、「それは本当か」と検証していくことで変化、発展させていきました。他方、東洋の仏教、儒教の文化では考え方は継承していくものであり、既存のデフォルトの考え方は本当に正しいのだろうかと疑問を投げかけ、それに修正や変化をもたらすことは少なかったように思います。だから、漢方医療が何千年も継承されていったのは（厳密には漢方医療も時代ごとにその使われ方は変化していますが）、漢方医療の無謬性の証拠というよりも、東洋文化の特徴ゆえと考えることもできると思うのです。西洋では、ソクラテス、プラトンのころから、デカルト、カント、ヘーゲル、ニーチェ、フッサール、ソシュール、レヴィ＝ストロースとどんどん思想の書き換え、置き換えが進んできました。しかし、東洋では、竹田青嗣氏が指摘したように、ある世界観が２０００年以上全く変わらずに生きていたのです。

多くの宗教は何千年も続いていますが、それをもって「正しい」証明とは言い切れません。キリスト教は何千年も女性に差別的でしたが、それが何千年も続いているという理由で女性を差別してよい根拠として正当化されてもいいのでしょうか。奴隷制も何千年も続いていましたし、戦争はいまも続いています。継続は正当性と同義ではないのです。

とはいえ、漢方薬がダメだと私は主張する気はありません。現段階で漢方薬が医療においてどのくらい貢献してくれるものなのか、私にはわかりません。この「わからない」という謙虚な認識こそが大事なのだと思います。不明な部分があるのをほったらかして、「漢方は何千年も継承されてきたから正しい」と主張するとおかしなことになります。

「漢方薬が効かないことがある」という話があるとき、返ってくる反論に「それはその薬が効く証《しょう》ではなかったのだ」というのがあります。

証というのは、漢方医療における患者さんの特徴づけ（キャラクタリゼーション）を言います。例えば、「この人は体が弱い虚証だ」のように使われます。で、「証に合った漢方薬を使えば効くはずなのだが、効かないのは証が合わなかったせいだ」という説明がなされるのです。

しかし、こう主張してしまうと、漢方薬は完全無謬な存在になってしまいます。無謬な言説には意味がありません。「証が合わなかったから効かない」というのは、要するに「この患者さんはこの漢方薬が効かない患者さんだから効かないのだ」というトートロジーと同じになってしまいます。完全無謬の後出しじゃんけんです。ですから、このような論理でもって漢方医療の正当性は証明されないと私は思います。

構造的には、西洋医療も東洋医療も自分たちが恣意的に規定した病や治療や治療効果を言語化しているという点では全く変わりはありません。私は、それは手続き上、便利なやり方だと思いますし、そのことそのものが完全に悪いとは思いません。ただ、これは後出しじゃんけんなんだよという当事者の自覚は必要だと思います。真理、科学的事実、あるいはエビデンスという言葉に安易に換言されてしまうことには違和感を覚えるわけです。

繰り返しますが、私自身外来でよく漢方薬を処方しており、決して漢方医療を非難したり否定したりするつもりはありません。私がここで言いたいのは、漢方が「正しい」「間違っている」という文脈で議論することは無意味だということです。そして、「何千年も前からあるから正しい」というのは論拠に乏しいということも。ですから、漢方が正しい医療か間違った医療か、そういう切り口では議論しても答えは出ないのですが、わからないにもかかわらず漢方薬を処方する、という態度がおそらくはもっとも妥当な態度なのでしょう。

なお、全く同じことが西洋医療についても言えます。漢方をひとつ例に取ってみましたが、それは東洋医療がいい加減で、西洋医療が正しいという意味ではありません。「正しい」西洋医療というものは存在しません。「正しい」「間違っている」という文脈で切ってしまうとこれは信念対立に陥ってしまいます。正しいか、間違っているか。この文脈をまず捨てて、「目的に合致しているか」「正当な価値交換が行われているか」が吟味されれば、東洋医療であれ、西洋医療であれ、その妥当性はある程度担保されるのではないでしょうか。

民間療法が信用できる条件

サプリメント、生薬、何とかのキノコ、何とかの壺、ある種の宗教団体活動に至るまで、「民間療法」には多様な姿があります。それらは信用できるのでしょうか。

信用するかどうかは各人の自由なので、信用したければ信用し、そうでなければうさんくさいと思うだけかもしれません。まあ、そういう考え方もありでしょう。イワシの頭も信心から。

私個人は民間療法を肯定も否定もしていません。保険診療もかなりいい加減な根拠で成立していることはすでに指摘した通りで、通常の病院で受ける医療と民間療法を根源的に区別する方法は存在しないように思います。ただ、民間療法が信用されるためには、以下の条件を満たしている必要があると思います。もっとも、ほとんどすべてと言ってもいいですが、民間療法はこれらの条件をクリアしていません。

条件その1　「何にでも効く」「絶対に効く」と主張している療法は
　　　　　　信用しないほうがよい。

どのような条件においても、絶対に効く治療法はこの世に存在しません。また、そのような証明もできません。例えば、10人に使って効いた療法だからといって、「あなたに」効くという保証はありません。オールマイティを謳った療法は信用しないほうがよいです。

条件その2　成功例しか示してくれない療法は信用しないほうがよい。

同様に、「うまくいった」ケースしか開示してくれない療法には要注意です。そのような治療法は存在しません。もし有効性を検証したかったら、その療法を用いた人たちすべてのデータを開示してもらうべきです。効かなかった症例も開示すべきです。効かなかった症例もちゃんと開示されていれば、むしろそれは信用に値する治療法です。一見逆説的ですが、そうなのです。もっとも、そのデータそのものがねつ造（やらせ）でない保証は担保できないので、疑い続ければ、究極的には信用できる民間療法はゼロなのかもしれませんが。

いずれにしても、これらの条件を満たすことを義務化したら、世にある民間療法の大多数は消滅する可能性が高いと思います。本書を読んでいる方がもし民間療法の提供者で、「そんなことはない、うちの治療は大丈夫」とおっしゃるのでしたら、ぜひこの２つの条件をクリアしてみてください。

苦しみを解除・介助するために

では、これからの医療はどこに向かえばいいのでしょう。それは、病気という現象に実在感を与え、実在物として扱い、そしてそれを叩きつぶすといったマッチポンプのような、現行の医療の構造とは異なるものであると私は思います。

キーワードとなるのは、苦しみの「解除」と「介助」だと思います。なんか、だじゃれっぽいですが、そうなのです。

小さな子どもや若い元気な人の死亡は、それそのものが家族にも友人にも苦しみであるはずです。でも、90歳を越えた患者が病院で何年も手足を拘束されて「生きさせられている」ことの価値はどこにあるのでしょう。一度真摯に考えてみる必要はあると思います。

繰り返しますが、長寿は貴重な価値ですから、その価値を否定する必要は全くないと思います。問題なのは、延命そのものが自己目的化し、価値のすべてになってしまうこと、あるいは価値の吟味が行われず、「そうなっているからそうなっている」というトートロジーに陥ってしまうことだと思います。延命そのものを目的とする治療はおそらく、価値との交換がうまくいっていない医療だと思います。

もちろん、「延命こそが価値である」という表明がされていれば話は別です。先日、のどのがんを克服した70代の男性医師の話を聞く機会がありました。彼は5年以上前に手術を受けたのですが、そのとき5年生存率（5年経ったときに生きている人のいる割合）が数パーセントであると言われたのだそうです。で、その方は「自分が5年生存率の向上にちょびっと役に立っているので、少しは医学に貢献したかな」と冗談めかしておっしゃっていました。

さて、彼は世代的には古い医者で、延命こそが価値のすべてという世界観の中でお仕事をされてきた方です。でも、近年では緩和ケアのコンセプトが普及してきて、「がんと闘わない」という価値観も容認されるようになってきました。しかし、このお医者さんは「どうも医者の中には安易に緩和ケアに走ってしまい、がん治療そのものを否定してしまう傾向にある。自分のようにきちんと治療して生き延びている人間もいることは忘れてはいけない」とおっしゃっていました。とても説得力のある言葉でした。このような価値をお持ちの方であれば、徹底的にがんと闘う治療を行うことこそ、健全な価値の交換ということになるでしょう。

もしかしたら、私も含めていまの世代の医者は「病気と徹底抗戦」といった古い時代の世界観を安易に否定する恣意性を知らず知らずのうちに身につけてしまったのかもしれません。自分の恣意性に自覚的であることは、健全な価値交換、健全な医療には必須です。このがんを克服した70代の医者との対話は、いろいろな患者さんのいろいろな世界観、価値観を聞くことは大切なのだな、と強く私に感じさせてくれた貴重な邂逅でした。

保険適用があれば正しい医療か

よく医者が「その治療薬の使い方は保険が効きません」とか、「その治療法は保険適用がありません」と言うことがあります。日本の健康保険は、国民健康保険（国保）と会社の健康保険（社保）の2つが併行した複雑な制度になっています。これに民間保険会社の私的な医療保険が加味されることもありますが、原則的に日本の医療制度で言うところの医療保険は国保と社保からなっていると言ってもよいでしょう。医療保険制度には運用のマニュアルが作られており、そのマニュアルに合致した医療を提供しているかどうかで、ある医療行為が医療保険で認められるか、認められないかが審査で決定されます。

では、その保険適用があれば正しい医療か、厚生労働省が認可しか保険診療なら正しい医療かというと、そんなことはありません。そのような根拠は全くありません。

価値交換を阻むパターナリズム

例えば、フラジールという抗生物質があります。これは、脳に異常を起こす副作用をときどき起こします。けいれんを起こしたりする可能性があります。ですから、アメリカの説明文書では、「もしフラジールを使っていて患者さんがけいれんを起こしたら直ちにフラジールをやめましょう」と書いてあります。これは、妥当な文章だと思います。

しかし、日本の薬の添付文書は違います。「脳にもともと病気のある人には、フラジールは使ってはいけませんよ」と書いてあるのです。こんなことはアメリカの説明書には書いてありません。

「脳に異常を起こす可能性がある」というのと「脳に病気がある人には使ってはいけませんよ」というのは全く異なる意味です。でも、本当にフラジールがないと治療ができない患者さんがいるかもしれません。フラジールで脳に副作用を起こすのはまれな事象です。脳にもともと病気があっても起きるとは限りません。逆に、脳に病気がなくてもフラジールの副作用は起きることもあります。フラジールがその患者さんに利益をもたらすか、不利益をもたらすかは、効果とリスクを勘案して、患者さんの価値観を認識した上で、その価値と医療行為との交換をするほかないのです。しかし、日本の添付文書だとそのような価値の交換は認められず、お上からむりやり強制的に、「使用するな」と命令口調で言われるのです。

これが予防接種のときにも見られた日本の医療行政の悪しきパターナリズムの性癖です。この管理体質、コントロールしたがる性癖が日本の医療をゆがんだものにしています。

このような添付文書の作成に関与しているのが、独立行政法人医薬品医療機器総合機構（PMDA）と厚労省です。これらの方と話をすると、自分たちは朝から晩まで働いており、山のような書類を厳選している。お前（岩田）は添付文書を作ったり薬を審査したりしたことはないだろう。だからお前に批判されるいわれはない、と反論されます。

いいえ、私は批判する十分な根拠を持っています。私は、確かに添付文書の作られ方も作り方も知りません。しかし、私が問題にしているのは、できあがった文書の内容そのものです。それが妥当に評価できる限り、当然批判は可能ですし、薬剤のユーザーとして、正当な批判はむしろ義務であると言えるでしょう（不適切な添付文書を黙認するのは、プロの医療者として倫理的に容認されてはならないのではないでしょうか）。

例えば、電化製品。電子レンジを買って何か不都合が出たとしましょう。そのとき、メーカーさんに「すみません、ちゃんと料理が温まりません。同じスイッチを押しても熱くなりすぎたり冷えていたり」と苦情を言ったとしましょう。そのとき、「何を言うか、お前は電子レンジのことが何もわかっていない。電子レンジの製作工程も理解していない人間が、偉そうなことを言うな」と言われたらどうでしょう。大抵の人はもう二度とそのメーカーの電化製品なんて買うものか、と思うことでしょう。しかし、残念ながら亡命でもしない限り、私たちは役所（やその周辺）を選択することができません。ただ、それだけの違いなのです。このような理不尽とコミュニケーションの断絶、選択肢の欠如が私たちの医療に暗い影を落としています。

日本の医薬品の添付文書には「禁忌」と書かれた命令口調が多すぎます。こうしろ、あするなという命令口調です。これもお役人のパターナリズム、コントロール体質がもたらしたものでしょう。

では、医薬品の添付文書には何が書かれているべきなのでしょうか。

それは、情報です。この薬にはどのくらいの効能が誰にあるのか、どんな副作用がどんな人に何パーセント起きるのか、そのような情報を全部つまびらかにすればよいのです。

そして、その情報を患者さんの価値に照らし合わせて、薬を使用する、価値の交換を行うかどうかを吟味するのです。価値交換は患者の価値観に依存していますから、「副作用のリスクが多少あっても使いたい」という患者さんと、「副作用が出るくらいなら元の病気が悪くなってもいいです」という患者さんでは判断の仕方が異なるでしょう。要するに、医者や役人が患者さんの価値観のあり方を規定したり強制したり、命令口調でものを言う必要はないのです。添付文書に必要なのは、判断の根拠となる情報であり、判断そのものであってはならないのです。

では、次に自殺、そして安楽死について考えてみたいと思います。

自殺、安楽死は容認されるべきか

結論を言うと、容認されるべきだと私は思います。

人が自殺をしてはいけないという根源的な根拠を私は知りません。私は本気で自殺をしたくなったことが何度かあります。子どものとき、私はいじめにあって、あれやこれやの大きな苦痛を感じていたことがありました。そのときの苦痛は本気で自分の命と交換してもよいと感じられるくらいのものでした。自殺を覚悟するような苦痛を経験していない者が、「命あっての物種」とか「生きていればいいことがある」なんて無責任なことを口にしてはいけないと思います。井戸の外にいる人は、井戸の底に自ら落ちる覚悟がない限りは、井戸の底の人間を評論したり命令口調でものを言ったりする資格はないはずなのです。

では、私は自殺を奨励しているかというと、もちろんそんなことはありません。問題なのは、「命と引き替えにしてもかまわない」というネガティブな価値観です。そのような価値観を望んで持っている人はほとんど皆無で、否応なしにそのような価値観を背負わされているからです。だから、ここで大切なのは、自殺したいという価値観を安易に容認するのではなく、不健全に否応なく、致し方なくそのようなネガティブな価値観を背負うに至った人のプロセスを理解し、それを解除できるよう努力することだと私は思うのです。

いま、日本では自殺者が多いことが問題になっています。でも、なぜ自殺が多いのが問題なのかという根源的な問いについてはあまり議論はされていません。

自殺が多いこと、自殺者がいることそのものが問題の根幹にあるのではありません。自殺をしなければならないような、そのような苦痛を抱えている人たちを社会が無視したり許容したりしていること。そのことが問題なのでしょう。だから、形式的に表層的に自殺者そのものが減っても、そのような自殺したくなるような状況をクリアできない限り、問題は解決したことにはならないのです。自殺せずにはいられないような、自殺と価値交換するようなネガティブな価値を抱えて生きている人たちがたくさんいることこそ問題なのです。その陰性の価値そのものに介入をしなければ仕方がないのです。

ある種の宗教が自殺を禁じているのは、自殺と交換してもいいというネガティブな価値観(例えば人生におけるルサンチマン)を代わりに宗教でもって交換しましょうね、というメッセージなのだと私は解釈しています。

自殺をしたくなるようなネガティブな価値観——それがいじめであれ、貧困であれ、苦痛であれ——が許容され、放任されていることそのものが問題の根幹。この陰性の価値観そのものが介入の対象です。その結果（目的ではなく）、自殺者が減るのであればまっとうな対策だと思います。「がんばって生きましょう」と言って自殺者がたとえ減ったとしても、無理矢理生かされている苦悩者が増えては何の問題解決にもならないのです。

安楽死とは、病気によるネガティブな価値観が医療やその他の介入で消失・除去がどうしても不可能な場合、そのネガティブな価値観が自らの命と交換するくらい大きなものである場合に許容される選択肢だと思います。だから安楽死は自殺の1つのオプションだと私は思います。このような条件をいかに正当に担保するかというテクニカルな問題は残ると思いますが、テクニカルな問題は克服されるための条件であって、コンセプトそのものを否定する根拠にはなりません。

いままで安楽死問題は、むしろこのようなテクニカルな問題に重点を置いた議論がなされてきたように思えますが（例えば積極的安楽死か、消極的安楽死か、など）、根源的な目的や意味を問いかける部分が本当は一番大事なのであり、テクニカルな部分は克服されるべき（議論されるべき、ではなく）問題点にすぎないのです。

脳死は認めるべきか

認めてもよい、と私は思います。

病気が実在せず、認識される現象であるだけなのと同様、「生」や「死」もまた実在するものではなく、認識される現象にすぎません。そして脳死というのはその認識のされ方の一亜型にすぎないのです。

「息を引き取る」という言葉があることからもわかるように、昔は呼吸が止まったら死んでいるという約束事にしていました。他に診断法もなかったし、特に異論も出ず、これでそんなに困ることはなかったのです。

ところが、心肺蘇生法や人工呼吸器などの集中治療医学が発達して、もはや人間は「息を引き取った」くらいでは死ななくなりました。死の確認は重層的になり、対光反射の消失とか、脈が触れなくなったとか、いろいろな条件を満たしていく「習慣」ができたのです。

で、現在コンセンサスが十分に得られている死の確認方法は、普通「心臓死の確認」と呼ばれています。心臓が止まり、心電図でも電気活動が確認されなくなった状態をそう言うのです。

本当のことを言うと、この状態で心臓は死んでいません。心筋細胞が機械で認識できるような電気的な信号を送らなくなっただけで、例えばタンパク質の代謝といった生命活動は続けて起きています。しばらくの間は。

では、人間の細胞1つひとつが一切の代謝活動を行わなくなったときをもって人間の死とすべきか（細胞死）。たぶん、多くの人間社会ではそのような死を社会的に容認しないでしょう。おそらくは細胞死を容認してしまうと死に顔が醜くなり、死臭も漂います。『カラマーゾフの兄弟』のゾシマ長老がそうであったように。多くの方にとって、これは容認できない現象なのではないでしょうか。患者さんの家族が「うちのじいちゃんの細胞の活動がすべて停止するまで入院させておいてくれ」とか言い出したら、多くの医療者は困惑するでしょう。私なら、困惑します。

要するに、「心臓が拍動を停止し、電気活動を停止させたら（厳密に言えば、モニターで認識できなくなったら）、人の死と呼びましょう」というのは恣意的に作られた約束事にすぎないのです。生と死を厳密に区別する方法はないのです。人はある日あるとき、突然生者から死者になるのではなく、だんだん死んでいく、だんだん死人になっていくのです。ただ、これでは現場的には困ってしまうので、人間は恣意的にある線を引っ張って、「この辺で死んだということにしておきましょう」という約束事を作っただけなのです。

人間は思春期のころから細胞や器官の劣化が始まります。そういう意味で言うならば、人間は思春期から後はゆっくり「死に続ける」存在ということすらできると思います。人間は死ぬまで死に続けるのです。

脳死とは、「脳幹の機能の非可逆的な停止をもって人の死と呼びましょう」という恣意的な判断を言います。脳幹機能が停止すると、人間はいずれ呼吸も心臓を動かすこともできなくなります。すぐに心臓死がやってきます。ただし、強心薬や人工呼吸器などを使えば、脳幹機能を医学的に代替することは、ある一定の期間であれば可能です。しかし、これも短期間の、一過性の出来事にすぎません。よく脳死と植物人間状態が混乱されて表現されていることがありますが、大脳皮質の機能が低下あるいは停止した植物人間状態と異なり、脳死状態で何年も「生きている（?）」ことなどほとんどできません。

それから、これもよくある誤解ですが、脳死になった人は脳だけが死んでいて、あとは生き生きとしている――バラ色の頬、つぶらな瞳、血色のよい肌――ということはありません。

大抵の脳死患者さんは大病をしたり、交通事故などで重傷を負ったりして、その結果、脳死になったわけです。必殺仕掛人に針を刺されたみたいに脳だけにキズが与えられるような事象はきわめてまれです。だから、脳死患者さんの多くはあちこち外傷で出血していたり、骨折していたり、血圧を保つためにたくさんの輸液が与えられてぶくぶくにふくれ上がっていたりします。ときには、眼球に水がたまりすぎて、眼球が飛び出していたりもします。脳死患者はおよそ「生き生きとしている」という意味で生きているようには見えません。死人か、死にそうな（?）人に見えることも多いのです。

脳死になっても実際にまた元気になって復活するといった逸話も聞いたことがありますが、私自身はそういった事象に立ち会ったことがありません。また、そのような事象はきわめてまれでしょうし、それを言ったら同じように心臓死という基準でも生死の誤認はあり得ると思います。脳死判定にはたくさんのテクニカルな問題を伴いますが、テクニカルな問題はテクニカルに議論するのが筋で、「脳死」という概念そのものを否定する根源的な根拠ではないのです。

あとは、社会のコンセンサスだけです。脳死を死と容認するようなコンセンサスがあればそれを死と呼べるでしょうし、そうでなければ脳死を死と認めてはいけないでしょう。「科学的に正しい死」というものは存在しません。恣意的に私たちが死を認識し、認定するよりほかに方法がないのです。

さて、では脳死問題はなぜ最近になって顕在化したのでしょうか。

それは、臓器移植という医療方法が開発され、脳死認定の必要性・ニーズが生じたためです。

脳死患者の臓器はまだ「生きて」います。それくらい新鮮な臓器であれば、心臓死の患者の臓器に比べて移植が成功しやすいのです。臓器移植があって初めて脳死の議論が生じるわけで、臓器移植がなければ脳死を議論する必要もありません。脳死になれば、早晩心臓死が必ずやってくるのですから。

脳死を死と許容するか、臓器移植を許容するか、この2点で議論がなされ、両者が容認されればこの問題は論理的には終了すると思います。問題は、「脳死は科学的な死か」という不毛な議論です。死は恣意的に認識されるよりほかないので、そのような問いは立てても仕方がないのです。

例えば、腎移植は、現行の血液透析との価値交換です。肝移植、心移植、肺移植などは死との価値交換になるでしょう。そのような文脈で脳死と臓器移植はどのような価値と認識されるか。これが議論の根幹にあるべきで、脳死判定基準などのテクニカルな問題や、

「科学的に正しいかどうか」といった誤った命題で議論してはいけないでしょう。

あいまいな根拠、明快な決断

私たち医療者が本当に恣意的な存在であることを、多くの医療者は認識していません。自分たちは客観的、科学的であると信じています。

しかし、その「科学的」とは何かという簡単な問いにも私たちは十分な答えを持っていません。医学とは何かというのも長く問われた難問ですが、これに対する明快な回答もありません。習慣的に「この辺が医学かなあ」というコンセンサスのみが存在します。生物学や物理学、数学との違いがここにあります。学問というよりも恣意のある開発作業、という側面もあるような気がします。

科学的に正しい、医学的に正しい。医療者はよくそのような言い方をします。また、医者に対して「それは医学的（科学的）に正しいのですか？」という問いもよくなされます。しかし、本当はそのような正しさは存在しないのです。だから、医療者は正しさというあり得ない概念にとらわれることなく、もっともっと謙虚であるべきなのかもしれません。患者や国民も病のあいまいさ、医療の恣意性に自覚的であり、それそのものとして受け入れる態度が大切だと思います。医者に科学的、医学的な正しさを要求するのは理不尽なのです。

ただし、医療者のあるべき態度は、あいまいさや恣意性の中で虚無的になることではありません。医学的、科学的な正しさが存在しないからといって、ニヒリスティックになって、「なんでもあり」になることは、あるべき態度ではありません。

実際には、医療は絶え間ないアクションを伴います。例えば、検査をするかしないか、薬を飲むか飲まないか、手術を受けるか受けないかというどちらかの判断しかありません。判断保留というのはありません。来年への先延ばしもありません。医療現場は「断固たる決断」の連続なのです。問題の先送りはできないのです。

したがって、医療判断というアクションは明快そのものです。一方、そこに至る根拠はあいまいもことしています。明快なアクションの根底はあいまいな根拠なのです。だから、「あいまいなのだなあ」ということを自覚しつつ、謙虚な態度を保ちつつ、けれど明快に決断をしなければいけないのです。

一見すると矛盾した構造ですが、これが医療の本質的なあり方だと思います。どの辺まで病とつきあい、命や生存とつきあい、病との価値交換を許容するかは、あいまいな根拠をもとに、患者さんと一緒に明快に決めていくより仕方がないのです。

プライマリ・ケアとは何か

プライマリ・ケアという言葉はけっこう私たちの業界では定着してきました。でも、その意味するところはさっぱりわかりません。

数年前から、医学生が卒業して医者になると2年間の研修が義務づけられるようになりました。そして、その研修について厚生労働省は、

研修医は将来の専門性にかかわらず、2年間の医師臨床研修に専念し、プライマリ・ケアの基本的な診察能力を身につけるとともに、医師としての人格を涵養することが求められる。

と書いています。「プライマリ・ケアの基本的な診察能力」というのはよくわからないですが、どうもいろいろな主訴の患者さんがやってきたときの初期対応、くらいの意味で書かれているように思います。

アメリカの家庭医協会は、プライマリ・ケアを以下のように定義しています。

生物的、行動的、社会的な問題の起源や臓器システム、診断に限定されてはいない、診断のついていない兆候、症状、健康不安を持った患者に対して、包括的なファーストコンタクトと持続的なケアのための特別な訓練を受けて、その技量を持った医師によって提供されるものである。

それには医療における様々な環境下での（例えば外来、入院、集中治療、長期療養、在宅、デイケアなど）健康増進、病気の予防、健康維持、カウンセリング、患者教育、急性・慢性の病気の診断や治療をプライマリ・ケアは含む。プライマリ・ケアはしばしば他の医療職と協力して行い、必要に応じて紹介する医師によって提供される。

プライマリ・ケアは医療制度の中における患者支援を提供し、医療サービスと共同してコスト効果の高いケアを達成する。プライマリ・ケアは患者との効果的なコミュニケーションを奨励し、医療において患者がパートナーとしての役割を果たすことを推奨する。

やや難解な表現が多いですが、何となくその意味するところは伝わると思います。おそらく日本の厚労省はプライマリ・ケアをこのような巨大な概念としては認識していないように思います。

これまで、日本の医療は大病院・大学病院重視、専門医重視と言われており、その教育体制が批判されてきました。そこで、専門医ではないプライマリ・ケア医をきちんと提供しましょうという流れになって、現在の医師研修制度ができあがったのでした。

でも、プライマリ・ケア医や専門医という概念も、実は恣意的な約束事にすぎません。「それは本当の意味でのプライマリ・ケア医ではない」とか、「いや、あれはプライマリ・ケア・マインドを持った専門医」などと言うけれど、それは完全無謬の後出しじゃんけんにすぎないので意味がないと思います。

「コモンな（よくある）病気を診るのがプライマリ・ケアだ」という意見がありますが、これも「じゃあ、乳がんのオペとか、早期胃がんの摘出もできなきゃダメ？ 透析は当然できないとね」みたいな話になりかねません。いずれもよくある現象だからです。でも、ほとんどのプライマリ・ケア医は乳がんの手術はできませんし、早期胃がんの摘出も不可能ですし、血液透析の機械はちんぷんかんぷんなのです。コモンか、コモンでないかは関係ないのです。あくまで恣意性がプライマリ・ケアというものを緩やかに規定しています。「妊婦や小児が診られないと医者じゃない」みたいな意見をおっしゃるプライマリ・ケアの権威もいます。救急の先生が「多発外傷が診られずにどうしてプライマリ・ケアと言えよう」などとコメントされたこともあります。こういう「これが診られたらOK」「これが診られないとダメ」というテクニカルな議論は、「では、どの領域が必須なのでしょう」という簡単な質問で無価値になってしまいます。そのような「何ができるか、何をやるか」という議論に出口はありません。

結局、プライマリ・ケア医と専門医を根源的に峻別する基準は存在しません。あるとしても、それは恣意的に決めつけられた基準にすぎません。分けなければならない本質的な根拠も存在しません。もちろん、そのような分類をする立場を私は否定しませんが、それはあくまで恣意的な決めつけにすぎず、科学的な、あるいはその他の真理が存在していて、厳密な分類ができるというのがそもそもの間違いだと思います。自らの恣意性には自覚的でなければいけません。

そして、それが恣意的な峻別である以上、「あいつの分類はおかしい」とか、「俺の分類のほうが正しい」とか頑強に主張することは「あり得ない」ことになります。もう少し謙虚におずおずと、「こんな考え方もありまっせ」としか言いようがないのです。

分類のあり方を提言することは、私はアリだと思います。そのほうが制度上も便利かもしれません（例えば、総合医とは何かと決めるときなど）。それは科学的な真理でも何でもなく、その場の都合に合わせた恣意的な約束事にすぎないと自分の中で認識しながら、謙虚に提唱すればよいのです。そうすれば無意味な論争の多くは消失するでしょう。

「医学は多数決ではない」とよく言います。私も得意になって使っていた言葉です。少数意見でも正しいことがあり、多くの人が言っているから「正しい」という証明はできません。

でも、本当は「医学は多数決」なのかもしれません。そもそも、正しい医学が存在しない以上、多数決が正しい（ということにしておきましょう）というのが妥当な（正しいというより妥当な）態度なのかもしれません。これは態度の問題であり、真実性の問題ではないことは、繰り返されなければなりません。正しさ探しのゲームではなく、コンセンサスを得るようなあり方に態度を変えれば、多くの論争は消え失せ、落ち着いた、心穏やかな対話がそこに始まるのだと私は思います。

薬害とは何か

ペニシリンショックの被害にあった人にとっては、ペニシリンは悪魔の薬でしょう。ペニシリンで救命された敗血症の患者さんにとっては、奇跡の薬だったことでしょう。胎児奇形の原因となるサリドマイドは、ある種のがんの治療薬です。ある薬が良い薬か、悪い薬かは、そのときもたらした結果が決定します。一律に良い薬とか、完全に悪い薬というのは、世の中にはほとんどありません。

ほとんどの薬が害でも益でもなく、その両方の側面を持っています。吉と出るか、凶と出るかは、厳密にはやってみないとわかりません（過去のデータから確率を出すことはできますが、それだけです）。

では、薬害とは何でしょう。単に薬で副作用が起きるだけでは、薬害とは呼びません。そう言ってしまうと、世の中にあるすべての薬はある確率で副作用を起こしますから、薬害の原因になってしまいます。被害が起きることそのものが薬害ではありません。

では、薬害とは何なのか、そして薬害をなくすにはどうしたらよいのか、考えてみたいと思います。

フィブリノゲンという止血薬などとして用いられていた薬がC型肝炎ウイルスを持って

いました。この薬が使用されたために、多くの患者さんがC型肝炎ウイルスに感染しました。この問題は「薬害」として認識されています。なぜ、薬害と認識されたのか。

フィブリノゲンのように人の血液から作られた製剤を血液製剤と呼びます。そして、人間の血液には様々な病原微生物が入っているため、これら血液製剤の使用は常に感染症のリスクを内包しています。B型肝炎ウイルス、C型肝炎ウイルス、HIV、クロイツフェルト・ヤコブ病の原因になるプリオンなど様々な病原体が血液や血液製剤を介して感染する可能性があります。現在の血液製剤は感染症の検査をあらかじめしていますし、加熱処理やフィルターで濾過するなどの作業を行い、感染性微生物の除去処理をやっています。けれども、これらの施策は完璧ではありません。まだ見つかっていない未知の感染症の存在も想定されます。血液製剤を使用する限り、感染症のリスクを完全にヘッジすることはほとんど不可能なように思います。ですから、血液製剤を使った、その結果感染症が起きた、というのはすでに認識され、了解されたことであって、そのことそのものが薬害として認識されるわけではないと思います。

では、日本のフィブリノゲンの何が問題だったのでしょうか。なぜ薬害として認識されたのでしょうか。

フィブリノゲンがアメリカで認可されたのは１９４７年でした。「フィブリノゲンにより感染する肝炎」の報告が１９５０年代と言いますから、もうずいぶん前から感染症、感染による肝炎の問題は顕在化していました。１９６４年に厚生省（当時）がフィブリノゲン（非加熱）を承認し、使用を認めています。これは２０００人から２万人のドナーをプールした、感染のリスクの高いことが当時の知識であっても容易に想像できる製品でした。しかも、国内でこの承認に要したのは、たった60人を対象とした貧弱な臨床試験だったのです。たった60人の臨床試験では、少なくとも安全性を担保するという目的に照らし合わせると、あまりに数が足りなかったのです。

おまけに、フィブリノゲンには臨床効果すらないことが後に判明しました。止血剤などによく使われていましたが、その効果もあやふやだったのです。リスクが高くて効果が小さい。それを受けて、アメリカでは１９７７年にフィブリノゲンの承認を取り消しました。

当時、フィブリノゲンを販売していたミドリ十字はアメリカの承認取り消しを既に知っていたらしいのですが、これを厚生省に報告しませんでした。また、厚生省のほうもアメリカがフィブリノゲンの承認を取り消したという情報を入手できなかったか、入手していても「読んでいなかった」らしいのです。

1987年に青森でフィブリノゲンを投与された8人の患者が非A非B型肝炎になって、これが大きな問題になりました。非A非B型肝炎というのはいまで言うC型肝炎です。C型肝炎という病気の概念は当時も認識されていたのですが、病気の原因であるC型肝炎ウイルスは見つかっていませんでした。そこで、非A非B、つまりAでもBでもない肝炎という名前が付けられたのでした。血液製剤で感染する病気だというのはわかっていましたから、ミドリ十字は非加熱製剤を加熱製剤に変更しました。しかし、後にこの加熱製剤でもC型肝炎感染は防げないことが判明したのです。1987年に、こういう事情があって、人血液製剤再評価委員会がフィブリノゲンの使用を制限するよう厚生省に提言しました。が、しかし当時の産婦人科系の学会はこれに反対しました。その理由は、「俺が使ったら、患者の血が止まった」という逸話的なものや、「みんな使っている」という論拠に基づいていました。ここでも三た論法が幅を利かせてしまったのです。フィブリノゲン使用のメリットを科学的に支持するデータは皆無という事実は変わりなかったのですが、厚生省はこのクレームを受け入れ、フィブリノゲンの使用制限はなされなかったのです。フィブリノゲンが承認取り消しになったのは、それから10年程度経ってからのことでした。

さて、1970年代にアメリカですでに承認取り消しになったことに「気がつかなかった」厚生省は、その不手際を非難されても仕方ないでしょう。しかし、同様に専門家たる医者もそれを知らなかったか、あるいは問題視していませんでした。治療効果については三た論法でもって、「使ったら治った」ことをもって効いたことと決めつけ、それを根拠にリスクの妥当な評価もなく使用を推奨し続けました。また、その動きに対しても厚生省はなんのアクションもとらず、またとれなかったのです。厚生省（厚労省）が本気になって動き出すのは、不祥事が顕在化してメディアに叩かれるとき、あるいは叩かれそうになったとき、と相場が決まっているのです。

しかし、このとき、患者さんたちだって、医者が使っている薬を無批判に受け入れたのも事実です。日本の厚生省や製薬メーカーがきちんと仕事をしており、その仕事は間違いないと判断したのも患者さんでした。確かに、当時はインターネットすらない時代でしたし、医者もいまよりずっと権威主義的でものを申すのもはばかられ、という雰囲気はあったでしょう。しかし、「お上」に丸投げをしていて、お任せ状態になっていたこと、その構造こそが薬害の遠因になっていたのだと私は思います。「自分たちの安全は医者や役人が守ってくれるのがあたりまえだ」という前提がそこにはなかったでしょうか？　そう信じ続ける限り、日本から薬害はなくならないと思います。

医療は不確実なものです。もともと人間の生活とは関係のない異常な物質（薬）を飲み込んだり注射したりするのが内科的治療で、人の体に刃物を突き刺す行為が外科的治療です。医療は根本的に非日常的、異常な行動で、それは通常は人体にとって害である可能性が高いのです。

それをあえてやるのは、その非日常・異常な行為が病気を治すという巨大なメリットをもたらす（かもしれない）、不利益を甘受するに値する、と考えられるためなのです。逆に言えば、どの程度のメリットがあり、どの程度のデメリットがあるか、ある程度正当な見積もりがなければ、医療は単なる危険なギャンブルにすぎないのです。

だから、医療を続ける限り、「有害事象」は絶対になくなりません。薬やワクチンの副作用（肝炎ウイルスの感染を含む）も絶対になくなりません。有害事象が完全になくなるときとは、人が医療機関を受診して医者にかかるのを完全に停止したときで、そのときこそ有害事象はゼロになります。その代わり、交通事故や病気で早死にする可能性も高いので、そのリスクを飲み込む覚悟は決めなければならないのです。

厚労省の責任は「患者が発生したこと」にはありません。リスクを見積もり、どの程度のリスクがあるかを認識するために必要な情報を提供しなかったこと、つまり価値の交換というゲームをする上での最低限必要なコマを提供しなかったことが悪いのです。あるいは、厚労省そのものがリスクのありようを認識していなかったことが問題なのです。

この点を間違えて、「患者が発生したこと『そのもの』によって、厚労省は悪い」とバッシングしてしまうと、厚労省の役人は虚無的に防御的になってしまうでしょう。防御的になった人間がやる常套手段はただ1つ。それは隠蔽です。都合の悪い情報は隠そうとしますから、さらに薬害が起きるに違いありません。

厚労省は無責任な組織です。だからこそ責任の所在を明確にし、どこが間違っていたかを明示し、その部分における改善を要求しなくてはなりません。責任の所在が不明確な非難＝バッシングは、それそのものが無責任な行為ですし、厚労省のさらなる無責任体質を助長するだけになるでしょう。

医療崩壊、医療崩壊とよく言われますが、実は厚労省も崩壊寸前なのです。日本の感染症全体を統括する部署である結核感染症課では、感染症のトレーニングなど受けたこともない素人役人が少数ですべてを統括しています（おまけに数年経つと別の部署に異動になるので、無責任体質に拍車がかかるような構造になっています）。すべてのルール、法律、通知はここでひねくり出されているのです。こんなひどい体制を許容していること自体が私はとてもいけないことだと思います。厚労省は質的にも量的にもマンパワーが全然足りません。これでまともな仕事ができるわけがないのです。

だから、私の提案は、「役所よ、もっとがんばれ」「怠慢だ」「しっかりしろ」「ちゃんと仕事をしろ」などと言わないことです。彼らには、そのような責務を背負うだけの能力もガッツもないのだから、ますます隠蔽体質、古い学会依存体質、癒着体質が強まるに決まっています。これが薬害の構造なのです。この構造を壊さない限り、薬害は止まらないでしょう。

役所の責任を増やしてはいけないのです。むしろ、減らすべきでしょう。例えば、諸外国で用いられ、承認され、十分に臨床効果とリスクが検証されている薬は全部、国内の臨床試験なしで承認してもいいと私は主張しています。理不尽な承認プロセスという長い時間の間、患者は苦しみ、ときに死んでいます。これが日本のドラッグラグと言われる問題です。

よく、「日本人は外国人とは遺伝的に異なるから、臨床効果や安全性を確認するには、日本でも独自の臨床検査をやらなければダメだ」と主張する人もいます。確かに、日本人が他の国の人たちと違うかもしれないという可能性はあるでしょう。しかし、どこまで違うのかは検証されていませんし、実際、外国で使われている薬が日本人には危険だったという事例も聞いたことがありません（薬効に差があるということはときどきありますが……）。例えば、２００８年にハベカシンという抗生物質が新しい投与方法で承認されました。１日１回投与というのが従来との変更点でしたが、適応菌種はＭＲＳＡ、適応症は敗血症、肺炎だったのです。しかし、実際に審査に提出された臨床試験は肺炎17例、敗血症１例（！）その他が１例の19例のみでした。これで有効性と安全性のバランスが評価できるというのでしょうか。これは「臨床試験をやりましたよ」という形式処理、いわばアリバイ作りにすぎないのではないでしょうか。

ちょうどフィブリノゲンが認可されたときのように、このようなレベルの低い臨床試験でお茶を濁し、どのように有効性と安全性のバランスを担保できるのでしょうか。このようなアリバイ作りのために時間とお金と手間をかけるくらいであれば、より妥当性の高いアメリカの大規模試験を括弧付けで信用して、承認してしまったほうがはるかに妥当なのではないでしょうか。

その代わり、発売後のポストマーケティングサーベイランス（市販後調査）と介入は徹底的に行い、承認審査時には認識できなかった副作用の実態を調べる。こうであれば、より妥当な方法かもしれません（承認したときには認識できなかった副作用が見つかることは珍しいことではありません）。そして、副作用情報は隠蔽せずに徹底的に効果的に（ここが肝心）、パブリックに公表すればよいでしょう。そうすれば、患者さんはもはや情報から隔離されることはなくなるのです。

ただし、この場合、患者さんはもはや「お上が責任を取ってくれない」と嘆くことは許されません。情報が開示されている以上、既知の副作用のリスクは認識し、医療行為を受けるかどうかは十分に自らの責任で検討しなければならないのです。ちょうど、株券や投資信託、住宅を購入するときと同じで、「こんなはずじゃなかった」と後で文句は言えないのです。正当な情報公開がなされている限りは。

こうすれば、役人の仕事は、価値の決めつけではなく、効果的な情報収集と情報公開になります。判断の部分は医者や患者さんと一緒に行っていけばよいのです。お役人も、「国民の健康は俺たちにかかっている」という幻想的な責任を背負う必要がなくなるのです。背負いもできない責任を負わせようとするから、逆説的にお役人は無責任になります。身の丈にあった責任だけ背負っていれば、お役所の無責任体質も改善するでしょう。これが、薬やワクチンの副作用についての、患者の責任の共有（shared responsibility）です。

責任を共有するという判断は、患者さんにとっては痛い決断かもしれません。これまでは「お上が悪い」「医者がけしからん」と文句を言っていればよかったのだから。お茶の間のテレビの視聴者のように傍観者でいればよかったのだから。完全なる情報提供下で自分が下した決断となると、有害事象が生じても「自己責任」で、保障もされないかもしれませんし、国や企業に「責任を取れ」とも言えなくなる可能性すらあります（ただし、責任とは無関係の救済制度を作ることは可能でしょう）。

でも、現状のように虚しく「厚労省、責任を取れ！」「医者はけしからん！」と言ったり、哀しく人間不信になりルサンチマンを抱えて生涯を過ごしたりするリスクは避けられます。患者さんも厚労省や私たち医者にすがるのではなく、厚労省や医者から自立して、自分の2本足で立ち上がるときがきたのだと私は思います。そのとき、初めて薬害はなくなるでしょう。

第12章 病気という現象を見据えて、しなやかに生きていくために

それが言葉の一番ダシだ。
言葉の本当の味だ。
だが、まちがえてはいけない。
他人の言葉はダシにはつかえない。
いつでも自分の言葉をつかわねばならない。

長田弘「言葉のダシのとりかた」
『食卓一期一会』より

これで楽になれる

私たち医者は、長い間病気が「実在する」と信じてきました。おそらく、ほとんどの患者さんもそう信じてきたでしょう。実在するからには、そいつは検査で探してやらなきゃいかん、実在するからにはそれは治療をしなければいかん……そのようなメンタリティーが醸造されていったとしても、なんら不思議なことはないのだと思います。

「こと」としての病気に注目してしまえば、これで「楽になれる」かもしれません。もう目の前の患者がインフルエンザなのか、ただの風邪なのか、そんなことに思い悩む必要はないのかもしれません。ただそこには咳をして鼻水を垂らして、体温の高い患者がいるだけなのです。それをどう定義するかは究極的には医療者の恣意性にかかっています。インフルエンザとレッテルを貼り、検査をし、そしてタミフルを処方する、というオートマティズムから私たちは解放されます。患者も、病気を検査して、検査の異常を治して、というオートマティズムから解放されます。検査で異常を指摘されるのはつらいものです。そもそも、検査さえしなければそんなつらい思いをしなくても済んだはずなのです。

けれども、「待てよ」という気分になってきました。確かに病気は実在しません。これは確認した通りでしょう。しかし、このままずるずると「実在しない」「恣意的に決められた」という考えだけを推し進めていくと、その先にあるものは「何でもあり」というすちゃらかな観点でしかないでしょう。そして、私たち医療者にとってはとてもつらい、虚しいニヒリズム、虚無感が心を覆ってしまうのではないでしょうか。本当にそれでいいのでしょうか。

その先にあるもの

私は、過度のパターナリズムを排し、官僚や医療者が勝手に医療のあり方を規定して患者・一般市民に押しつけがましい態度を取るのを好ましくないと思っています。恣意的に規定されただけの実在しない病気をあたかも昔から現存してきたかのようにうそぶき、検査と治療の連鎖の中に自動的に組み込むやり方は、一種詐欺的でフェアな印象も持ちません。

しかしながら、過度な規制緩和が混乱と全員の不幸の原因になるように、何でもかんでも自由、何でもありというのも問題かもしれません。病気なんて実在しないんだから病院なんて行っても無駄、医者の存在も無駄、検査や治療も無駄、もちろんがん検診は無駄……なんて、理性的な人間のものの考え方ではありません。良くて仙人、悪くて自暴自棄になった酔っぱらいみたいなものです。

医療のターゲットが病気へのとりかかりにあることは間違いありません。しかし、病気は実在しない。医療にオートマティックに、アプリオリに受け入れることのできる、何らかの枠組みを構成するのは一見すると不可能なように思えます。しばらく考えてみても、どうも難しい。それならば、「病気は実在する」というヴァーチャルな幻想をいったん信じて、みんなでお医者さんごっこでもやったほうが秩序は保たれる。そういう考え方もなくはありません。

私がここで提案したいのは、自らの「生き方」を規定することです。「医療とは、ある人の生き方の規定、目的に照らし合わせ、それに不都合がある場合に提供される支援のあり方である」。こんなふうに意味の組み直しをしてみることが大切だと思うのです。

自分には正しいと信じる生きる道がある。そう考える人がいるとしましょう。道半ばで病に倒れるのは、その人の生き方の規定、目的に照らし合わせて不都合なことです。だから、医療は支援を提供することができるでしょう。例えば、その人の信じる道が60歳くらいまで続く道であるならば、その道半ばで倒れたり迷ったりしないような支援の仕方はあるはずです。それが医療という支援のあり方ではないでしょうか。また、このような意味の組み直しをすれば、死のあり方も自然と規定されてくると思います。

小さな子どもが病気で命を落とす。それは多くの場合は生き方の規定に反した望まれない出来事です。だから、子どもが命を落とすような感染症や交通事故や水難事故を防ぐような手だてを講ずる。ここには自然と納得のいく理解の流れがあり、妙なニヒリズムの入り込む余地はありません。

そこに検査があるから検査をする、そこに薬があるから薬を与える、そこにがんがあるから切る、心臓が止まったから心臓マッサージをする……こうしたオートマティズムがもたらす不毛な感覚から脱却するためには、自らの生きるあり方を探していくことしかないように思います。

自らの生きるあり方を探すことを、また別の言葉で言うと哲学と言います。私は医学生のとき、教養科目の哲学の講義が大嫌いでした。なんか小難しいこと言ってるけれど、そんなことをうだうだやって病気が治せるか。こんなことやっている暇があったら臨床実習やって研鑽積みたいわい、なんて不遜なことを考えていました。哲学なんて、デカルト、カント、キルケゴール、ニーチェといったカタカナ名前を振り回して、知識のあるところを見せびらかすくらいにしか役に立たないと思っていましたし、実際自分も「キルケゴールによれば……」なんて間抜けなセリフを吐いていたのです。哲学者の名前を出していれば、偉そうに見えたからです。

病気が実在しないことは、認識する。そして、生きるあり方をもう一度練り直してみる。その中で、価値の交換行為としての医療が提供できる支援のあり方を、これからも考えてみたいと思います。

あとがき

「ほとんどビョーキ」という言葉が流行ったことがありました。いい言葉だと思います。1980年代のお気軽な時代のキーワードだったと記憶しています。ふざけたコピーだと当時は思いましたが、病気の本質を言い当てている名言という気も、最近はしてきています。

人間を病人と病人以外に分断するという無粋な態度を取る根拠はあまりにも薄弱なのです。

同じように、リウマチの気《け》、喘息の気《け》、糖尿病の気《け》という言葉もあります。「ああ、ちょっとリウマチの気《け》があるねえ」なんて使います。昔は、「なんていい加減なことを言う医者だ。関節リウマチはあるか、ないかのどちらかしかないに決まっているじゃないか。リウマチのケ？　それはどこの毛のことだ？」なんて思っていました。でも、病気と病気じゃない分断点はあまりにもあいまいです。よく考えてみると、リウマチかそうでないか、喘息かそうでないかという線引きは恣意的にすぎないのです。だって、健康だった人からある日突然、朝起きてみたら竹の子のようににょきっとリウマチという病気が出現したわけでもないでしょう。その人は「だんだんリウマチになっていった」に違いなく、その半ばには「リウマチの毛（?）」が生えつつあったのです……。

「成熟とはあいまいさと共に生きていく能力のことだ」と言ったのはフロイトでした。その言葉の意味を、繰り返しかみしめています。あいまいな医療の世界のあいまいな私が、今日も分かれ道で決断を迫られています。その矛盾を自覚しつつも、今日も右へ行こうか左へ行こうか決めなくてはなりません。その理不尽に虚無的になるのではなく、目をつむるのでもなく、それでもあいまいさを否定したり拒否したりせずに生きていくことって、本当に可能なのでしょうか。

迷いの日々は続きます。

本書の原稿は、「病気は実在しない、現象である」という仮説に基づいて書かれました。２００８年12月に第一稿が仕上がりました。その原稿は西條剛央さんが企画した理論論文研鑽会（２００９年３月開催）で開陳され、貴重なコメントを得てたくさんの直しを入れることができました。池田清彦先生、西條さん、そして研鑽会の参加者のみなさんに心から感謝申し上げます。そのときの甲田烈さんの構造構成主義に関わる仏教心理学の発表も原稿を洗練させる上でとても役に立ちました。甲田さんにも感謝申し上げます。

また、ちょうどこの頃、この原稿を直しているとき、自分の言葉に対する感覚が飛躍的に引き伸ばされるような体験をすることができました。草稿はそのため、大幅に書き改められました。そのような機会が得られた僥倖にも心の底から感謝しています。

岩田健太郎

２００９年９月２日　秋近き京都にて

新装版あとがき　コロナウイルスが示した「失敗の構造」

「失敗」と「科学的失敗」の違い

英国がCOVID‐19対策で、他国と異なる対応を取ると表明したとき、世界は驚いた。国民の多くにあえて感染を許容させ、集団免疫をつけさせようというのだ。かなりの「奇手」と思った[i]。

ところが、事態は二転三転する。この感染許容策に多くの専門家が批判を寄せた。議論が繰り返され、結局、英国は他国同様、保守的で「普通の」感染対策を行うことを表明したのである。完全な方針転換であった[ii]。

二転三転する議論。日本であればこれを「失敗」と捉えるむきもあるだろう。

しかし、ぼくはそうは思わない。むしろ、英国における「科学の健全さ」を証明したエピソードではないかと思う。

科学は失敗する。新しい問題に取り組むときは、特にそうだ。科学は無謬《むびゅう》ではない。研究活動とは、既存の世界観の外側に出ることを希求し、既知の概念を破壊し、未知の領域に新たな概念を創り出さんと望むことだ。その場合、失敗は必然的な結末だ。少なくとも、一定の確率でそれは起きる。それが起きないとすれば、それは既知の概念から一歩も外に出ていないのである。すなわち、科学的営為を行っていないのである。

だから、失敗するのは科学的失敗ではない。科学的失敗は、失敗そのものによって起きるのではない。失敗は認知され、評価され、吟味され、改善の糧とされ、そして未来の成功の燃料として活用されればそれでいいのだ。「失敗」と「科学的失敗」は意味が違う。「科学的失敗」とは、失敗の認知に失敗し、評価に失敗し、吟味に失敗し、改善に失敗し、未来の成功に資することないままに終わるような失敗を言う。これこそ本質的な失敗である。

英国は失敗した。初手の出し方において失敗した。しかし、失敗の認知には失敗しなかった。よって、科学的であり続けるという点においては一貫性を保っていた。「朝令暮改」が繰り返されるのは、科学的な一貫性の証左なのである。プリンシプル（原則）の一貫性と言い換えても良い。

非科学的な議論においては結論だけが一貫性を保つ。が、プリンシプルにおいてはグダグダである。というか、そもそもプリンシプルが存在しない。自分の主張を正当化することだけに汲々としているからであって、科学に誠実であることを最初から放棄しているのである。

第二の「ノモンハン」と化したクルーズ船

クルーズ船、ダイヤモンド・プリンセス号でCOVID-19感染のアウトブレイクが疑われたとき、決断は困難であった。まず、乗客・乗員を下船させるか、船に留めるかの難しい局面があった。下船させれば日本国土での感染拡大のリスクがあり、船に留めれば船の中での感染拡大のリスクがあった。ジレンマである。どちらの策がベターな策か、クルーズ船は感染症アウトブレイクをしばしば起こしており、そのリスクは専門家に認識はされていたが、どう対応するのがベストな対応かについては学術的な知見に乏しい。決断は困難であった。

が、下船させないと決めたのであれば、そこで科学的プリンシプルを発動させるべきであった。「船内の二次感染は絶対に起こさない」である。

14日の検疫期間は「14日の間、二次感染が起きていない」ことが前提で設定された14日間である。もし、途中で二次感染が起きてしまえば、この14という数字は意味を失い、隔離期間の延長を強いられる。それは、乗客・乗員に対する過大なストレス要因だ。よって、船から下船させないと決断した時点で、関係諸氏は覚悟を決める必要があった。断固として二次感染は起こしてはならない、という。

しかし、現実はグダグダであった。

乗員は船の中で仕事を継続せねばならぬ、という言い訳で、彼らは自由に船内を歩き続けた。彼らこそが二次感染の原因となっていたことが感染症研究所の報告で明らかになっている[iii]。

船内でPCR検査を行うと相当数の乗客・乗員がコロナウイルス感染を起こしていることが明らかになった。これが検疫前の感染なのか、検疫後の二次感染なのか、判断する必要があった。前者であれば、多数の感染がすでに起きていることを意味しており、クルーズ船に大量の人間を留めおくことが危険であることは察知できた（死亡リスクの高い高齢者が多いこともポイントだった！）。よって、方針転換、下船をすすめることが必要だった。

が、できなかった。日本政府の歴史的弱点はプランAを作ってしまうと、そのプランにしがみつき、その誤謬を認めてプランBに方針転換ができない点にある。古くはノモンハンの戦闘やインパール作戦の失敗など、同じ構造で失敗している。「失敗の構造」だ。

逆に、検疫前の感染がそれほどでもないと仮定すると、PCRが次々と陽性になるのは「二次感染が起きている」と判断せざるを得ない。感染管理の失敗である。ぼくが観察したように、クルーズ船内は安全であるべきグリーンゾーンと安全ではないと判断すべきレッドゾーンが混交しており、「ぐちゃぐちゃ」な状態になっていた。前述のように「二次感染が起きない」前提を貫くなら、このようないい加減な体制こそ全否定しなければならなかったのだが、「異論は認めない」「皆の団結が最優先」という戦時を想起させる全体主義的エートスの中では、異論を唱えることすら悪であった。国際医療福祉大学の和田耕治教授とクルーズ船内で議論を交わしたが、彼もクルーズ内の感染対策に不備が多いことに気づいていた。船内のクルーから得た情報でも感染対策が穴だらけであることが指摘されていた。が、そういう懸念は全て無視された。プランAが発動された以上、そのプランAは無謬でなくてはならないからだ。

国立国際医療研究センターの専門家は二次感染が起きていることを2月10日の時点で警告していた。が、「素人」の厚労省は専門家の意見を無視したのだ[iv]。プランAは無謬でなければならなかったのだから。専門家の意見を素人が無視する。プランAの無謬性の保持のために。

クルーズ内での二次感染が起きていたことは、その後の研究でも明らかになっている。発症時期が不明であった「不顕性感染」患者の多くは、検疫隔離後に起きたことも分かっている。チャーター便で帰国したオーストラリアや米国、香港の人たちも帰国後発症しており、ほぼ二次感染だと推定されている。そして日本でも2月19日に「公共交通機関で移動してもかまわない」と国からお墨付きを与えられた人たちが14日の検疫を終えて下船し、その後に感染が判明した。訪れたスポーツジムなどで濃厚接触者が検知され、スポーツジムにおける多大な風評被害、多数の健康監視による保健所の労力増加など二次的被害が多発した。「自分たちは間違ってるかもしれない」という自覚があれば回避できた人災である。

議論に求められるのは「自分を変える覚悟」だ

ぼくは厚労省の方との通話を繰り返し、クルーズ船に入った。厚労省のスーツを着た職員と一緒に船に入り、IDバッジをもらい、チェックをして入っている。決して一部の人が信じているように「潜入」したわけではない。そこで「現場を混乱させた」という理由で追い出された。

現場を混乱させたのは事実だ。それについては反省もし、謝罪もした。

が、そもそも正当な意見を述べただけで混乱する現場そのものが、問題だったのであるまいか。

プロの世界では、意見を述べただけでは混乱は起きない。意見を受け入れて方針転換するか、意見に反論するだけだ。クルーズ内ではそのいずれも起きなかった。ただ、出て行けと言われただけだ。弁明の余地はなかった。

英国を思い出してほしい。最初の方針には多数の異論が出て、批判が出た。日本であれば「みんな頑張ってるのに、ここは一致団結なのに、批判とかしてる場合じゃないだろ」と同調圧力がかかったであろう。そして英国は間違え続け、国民は多大な被害を受けたかもしれない。幸いにして英国は同調圧力の国ではなく、批判、議論は「前提」として受け入れられていた。異論が発生することを「現場を混乱させる」という理由で否定しなかった。そもそも異論が現場を混乱させるなどということは、プロの世界ではあってはならないのだ。

哲学者の鷲田清一先生は、コミュニケーションとは対話が終わったときに自分が変わる覚悟を持っている、そういう覚悟のもとで行われるもののことである、と述べている。日本におけるコミュニケーションの様相はそうではない。同調圧力に抗うのは「コミュ障」

である。異論を唱えるのは「コミュ障」である。深夜に行われる討論番組で、参加者が番組の終わりに「おれ、意見を変えたよ」ということは起きない。彼らは議論をしているのではない。演説を繰り返しているだけなのである。だから、自説は一ミリも変わらない。

本当に「コミュ障」なのはこうした同調圧力の奴隷なのではなかろうか。

弁証法とは時代がかった言葉だが、dialectics、対話という意味である。対話を通して自分が変わる覚悟ができて、初めて対話である。そこでアウフヘーベンが起き、議論は前進する。

しかし、こうした古びたヘーゲル、マルクスの議論も日本では「形式」としてしか伝承されなかった。異論を唱えることそれ自体が「コミュ障」とみなされるのは、そのためである。

感染症の正体、微生物の正体。そうした哲学的議論は観念的議論ではなく、我々の今、ここの実生活に密着するリアルな議論である。が、日本社会はそもそも議論を許さない。あるのは「あちら」の側につくか、「こちら」の側につくかの党派的、属人的な足の引っ張り合いだけだ。「一貫性」はその属人性における一貫に過ぎず、要するに政府や厚労省の肩を持ちつづけるか、けなしつづけるか、という低いレベルでの一貫性でしかない。朝まで討論しても意見が変わらないのは当然だ。
本書がそういう足の引っ張り合いを「バカバカしい」と悟る一助となれば、それだけでなく、本書が存在した価値はあると思っている。「感染症は実在しない」という命題に、「ばっかじゃない」と苦笑するか、「なにそれ？　知りたい。教えて教えて」と自分が変わる奇貨とするかは、読者の「変わる覚悟」次第である。

２０２０年3月20日

岩田健太郎

i　英首相の「降伏」演説と集団免疫にたよる英国コロナウイルス政策（小野昌弘）[Internet]．Ｙａｈｏｏ！ニュース 個人. [cited 2020 Mar 19]. Available from: https://news.yahoo.co.jp/byline/onomasahiro/20200315-00167884/

ii　Gallagher J. Analysis: UK changes course amid death toll fears. BBC News [Internet]. 2020 Mar 17 [cited 2020 Mar 19]. Available from: https://www.bbc.com/news/health-51915302

iii Kakimoto K. Initial Investigation of Transmission of COVID-19 Among Crew Members During Quarantine of a Cruise Ship—Yokohama, Japan, February 2020. MMWR Morb Mortal Wkly Rep [Internet]. 2020 Mar 18;69(11)[cited 2020 Mar 19]. Available from: https://www.cdc.gov/mmwr/volumes/69/wr/mm6911e2.htm

iv クルーズ船、船内待機見直し要請 5日後に「乗員が媒介」と伝える(共同通信)[Internet]. Yahoo!ニュース. [cited 2020 Mar 19]. Available from: https://headlines.yahoo.co.jp/hl?a=20200318-00000192-kyodonews-soci

v Mizumoto K, Kagaya K, Zarebski A, Chowell G. Estimating the asymptomatic proportion of coronavirus disease 2019 (COVID-19) cases on board the Diamond Princess cruise ship, Yokohama, Japan, 2020. Eurosurveillance. 2020 Mar 12;25(10):2000180.

岩田健太郎《いわた けんたろう》

医師。神戸大学医学研究科感染症内科教授。一九七一年、島根県生まれ。島根医科大学（現・島根大学）卒業。沖縄県立中部病院研修医、セントルークス・ルーズベルト病院内科研修医を経て、ベス・イスラエル・メディカルセンター感染症フェローとなる。〇三年に中国へ渡り北京インターナショナルSOSクリニックで勤務。〇四年、帰国。〇八年より神戸大学。『「感染症パニック」を防げ！』『ワクチンは怖くない』（ともに光文社新書）、『感染症医が教える性の話』（ちくまプリマー新書）、『インフルエンザなぜ毎年流行するのか』（ベスト新書）など著書多数。

感染症《かんせんしょう》は実在《じつざい》しない

二〇二〇年四月二八日　第一刷発行

インターナショナル新書〇五二

著者　岩田健太郎《いわたけんたろう》

発行者　田中知二

発行所　株式会社 集英社インターナショナル
〒一〇一－〇〇六四 東京都千代田区神田猿楽町一－五－一八
電話 〇三－五二一一－二六三〇

発売所　株式会社 集英社
〒一〇一－八〇五〇 東京都千代田区一ツ橋二－五－一〇
電話 〇三－三二三〇－六〇八〇（読者係）
〇三－三二三〇－六三九三（販売部）書店専用

装幀　アルビレオ

印刷所　大日本印刷株式会社

製本所　大日本印刷株式会社

ISBN978-4-7976-8052-2　C0247
定価はカバーに表示してあります。

インターナショナル新書

002
進化論の最前線
池田清彦

ファーブルのダーウィン進化論批判から、iPS細胞・ゲノム編集など最先端研究までをわかりやすく解説。謎多き進化論と生物学の今を論じる。

004
生命科学の静かなる革命
福岡伸一

二五人のノーベル賞受賞者を輩出したロックフェラー大学。客員教授である著者が受賞者らと対談、生命科学の本質に迫る。『生物と無生物のあいだ』の続編。

047
対論! 生命誕生の謎
山岸明彦
高井 研

生命が生まれたのは、海か陸か? まったく異なる説を唱える二人の学者が、生命の起源や進化の謎について激しく論じ合い、生命の本質を明らかにする。

049
ツーカとゼーキン 知りたくなかった日本の未来
明石順平

確実に訪れる冬の時代を乗り越えるために必要な税制とは何か。通貨と税金の仕組みや歴史、その役割を解説し、これからの「税のあり方」を示す。

051
嘘と孤独とテクノロジー 知の巨人に聞く
吉成真由美
（インタビュー・編）

人類が直面する問題の本質についてチョムスキーら5人の叡智にインタビュー。洞察に富む言葉は、未来の展望と現代を生きるヒントを与えてくれる。